DU MÊME AUTEUR, AUX ÉDITIONS LEDUC.S

Nous avons tous besoin de probiotiques et de prébiotiques, 2009.
Soigner ses enfants avec les huiles essentielles, 2009.
Mes recettes de cuisine aux huiles essentielles, 2009.
Les huiles essentielles à respirer, 2008.
Ma bible des huiles essentielles, 2008.
100 réflexes aromathérapie, 2008.
100 réflexes huiles essentielles au féminin, 2007.
100 massages aux huiles essentielles, 2007.
Mes 15 huiles essentielles, 2006.
Guide familial des vitamines, minéraux, oméga 3, probiotiques, etc., 2006.
Tout vient du ventre (ou presque), 2006.
Antioxydants, guide pratique, 2003.

Retrouvez :
– nos prochaines parutions,
– les résumés de tous les ouvrages du catalogue,
– le blog avec des interviews des auteurs,
– les événements à ne pas rater.
Votre avis nous intéresse : dialoguez avec nos auteurs et nos éditeurs. Tout cela et plus encore sur Internet à :
www.leduc-s.com

Maquette : Facompo

© 2009 LEDUC.S Éditions
33, rue Linné
75005 Paris – France
E-mail : info@leduc-editions.com
ISBN : 978-2-84899-316-4

DANIÈLE FESTY
PHARMACIEN

LES HUILES ESSENTIELLES ÇA MARCHE !

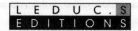

La santé est un équilibre. Chaque jour, des milliers de personnes poussent la porte d'une pharmacie pour y chercher un conseil, retrouver un équilibre ou ne pas le perdre. *Les Huiles essentielles, ça marche!*, tout comme mes autres ouvrages parus aux éditions Leduc.s, est un recueil de conseils pour vous aider à mieux comprendre vos troubles, à les prévenir, à les traiter aussi, avec pour double objectif un maximum d'efficacité et de tolérance.

Ces livres n'ont pas d'équivalent actuellement. Ils vous accompagnent au quotidien, vous aident à préserver naturellement vos proches, vos enfants, vous-même, et à retrouver ce bien si précieux qu'est la santé. C'est normal : la pharmacie est le premier espace santé !

Par ailleurs, en aucun cas ces livres ne remplacent une consultation médicale. Les conseils que vous y trouverez ne se substituent pas aux prescriptions médicales, mais les accompagnent. Certains d'entre eux sont des recommandations que les médecins n'ont pas toujours le temps de détailler à leurs patients. Il est indispensable de consulter un médecin si vous avez un doute sur votre santé, car lui seul est habilité à poser le bon diagnostic.

Danièle Festy

SOMMAIRE

À propos de l'aromathérapie 9

30 questions pour bien
comprendre et utiliser l'aromathérapie 13

Initiation à l'aromathérapie 39

Votre guide des huiles essentielles au quotidien 47

L'appareil locomoteur (muscles, os, articulations) 51

La circulation du sang 65

La digestion 87

La peau 113

Les femmes 151

Les hommes 177

Le métabolisme 183

L'état général 203

La respiration 207

Le stress 235

Les voyages, les vacances 251

8 / *Les huiles essentielles, ça marche !*

Les enfants 263

Index des pathologies 295
Index des huiles essentielles employées
dans ce livre 299
Table des matières..303

À PROPOS DE L'AROMATHÉRAPIE

Pour un pharmacien, manier les huiles essentielles est un vrai bonheur. Utilisées à bon escient, elles sont un médicament presque parfait. Les résultats sont extrêmement rapides voire immédiats (troubles nerveux), les effets secondaires rarissimes, à condition de bien choisir ses huiles essentielles et de bien respecter leur mode d'emploi. Autre aspect plaisant : la précision. Avec l'aromathérapie, on ne donne pas « de la lavande » mais « cette variété de lavande pour cette personne ». Il n'est pas question d'en prendre « un peu » ni « autant de fois que l'on veut dans la journée » : on en prend tant de gouttes, mélangées à tant de support (huile, miel…) et tant de fois par jour. On ne donne pas une huile antiseptique à une personne qui se plaint en outre d'insomnie, mais plutôt telle huile essentielle antiseptique ET apaisante.

L'aromathérapie, donc, est une école de minutie : apprentissage patient des plantes, intérêt et empathie pour la personne que l'on veut aider, respect envers le corps et ses fins mécanismes.

Les utilisateurs, eux aussi, sont conquis par cette manière unique de se soigner. Dans un premier temps, ils découvrent un monde nouveau. Puis, très vite, la perplexité fait place à l'émerveillement. Principalement attirés par l'aspect « bien-être » et « odorant » des huiles essentielles – pour fabriquer leurs propres cosmétiques « maison », confectionner de délicieuses recettes de cuisine, ou encore pour se masser – ils basculent dans un univers sensuel et odorant, flattant à la fois odorat, toucher et goût.

Quant à ceux qui souhaitent soigner tel ou tel trouble, les voilà tout étonnés de l'efficacité de ces extraits de plantes, ils ne regrettent qu'une chose : ne pas les avoir rencontrés avant. Que de commentaires enthousiastes au comptoir !

Mise en garde

- Ne prenez pas n'importe quelle huile essentielle, n'importe comment.
- Consultez un médecin, de préférence spécialisé en aromathérapie (mais c'est rare !) en cas de maladie.
- Ne vous laissez pas abuser par un discours du type « vous pouvez utiliser cette huile essentielle à la place de celle que vous demandez, c'est pareil », sauf si ce conseil vient de quelqu'un qui connaît VRAIMENT l'aromathérapie.

Les huiles essentielles intriguent, et avec raison. La première question que nous posent la plupart des nouveaux utilisateurs est : « Comment une odeur si agréable peut-elle être à la fois aussi efficace pour la santé ? » Le vieil adage « il faut souffrir pour guérir » perd du terrain. Sans doute ce côté « rebelle » des huiles essentielles rend sceptiques ceux qui en ignorent tout. Avec elles, le bon et le bien se mêlent pour n'atteindre qu'un seul objectif : la santé. Autre point fort de l'aromathérapie : son aptitude à nous remettre sur le chemin du bien-être. Ce n'est pas comme un médicament qui soulagerait seulement un symptôme. La conception simpliste de la santé, qui consiste à séparer le corps de l'esprit, est erronée. L'un n'allant pas sans l'autre, on ne peut donc soigner l'un sans l'autre. Sur ce point, comme sur tant d'autres, les huiles essentielles sont nettement « en avance » sur leur temps. À l'avenir, les médecins devront davantage prendre en considération la souffrance psychique de leurs malades, et les patients eux-mêmes devront admettre qu'ils ne sont pas qu'une machine que l'on répare avec des pièces détachées.

Progresser sans cesse, tel est l'avenir de l'aromathérapie, une médecine relativement nouvelle finalement. Bien sûr, on emploie les huiles essentielles depuis des milliers d'années, mais l'aromathérapie proprement dite, rigoureuse et répondant aux critères d'évaluation considérés comme « sérieux » aujourd'hui, est récente. Elle provoque un tel engouement de la part des médecins, des chercheurs, des malades, des pharmaciens, et tout simplement du grand public en quête de bien-être, qu'elle progresse à pas de géant. Que de belles victoires, telle que celle obtenue par l'huile essentielle de vanille utilisée en service de néonatalogie, à l'hôpital, qui a sauvé la vie de tout petits bébés prématurés (2007) ! Ou encore cette étude (2006), qui prouve que les huiles essentielles d'origan ou de cannelle sont extraordinairement antiseptiques ! Même chez L'Oréal, grand groupe cosmétique jusque-là peu porté sur les huiles essentielles (c'est un euphémisme), les chercheurs viennent de « découvrir » le fabuleux potentiel antirides de l'huile essentielle de mélisse. Ils en sont si retournés qu'ils en ont fait ce qu'ils appellent un « rapport d'étonnement » (2009), que l'on pourrait traduire par quelque chose comme « on n'a jamais vu une telle efficacité, avec aucune des molécules anti-âge testées jusqu'à présent dans nos laboratoires ».

De tels exemples se comptent désormais par centaines, sans oublier les milliers de clients et de malades soignés chaque année par l'aromathérapie, dont on ne parle pas, et pourtant ! Que de colitiques désormais en paix avec leur ventre, de voyageurs ravis de n'avoir pas attrapé la « turista » malgré un environnement propice, de seniors enfin soulagés de leurs douleurs articulaires, et on ne compte plus les adultes définitivement débarrassés de leur sinusite chronique, les enfants enfin calmes pour aller au lit, etc.

Ce potentiel fabuleux, les spécialistes de l'aromathérapie le connaissent bien. Tant mieux si l'information juste et rigoureuse sur les huiles essentielles se répand enfin, tant mieux si chacun d'entre vous peut désormais en profiter !

30 QUESTIONS POUR BIEN COMPRENDRE ET UTILISER L'AROMATHÉRAPIE

1. L'AROMATHÉRAPIE C'EST QUOI ?

L'aromathérapie est la médecine qui soigne à l'aide d'huiles essentielles. Le mot est apparu en 1930, ce n'est pas si ancien !

Encore appelées « essences », « essences aromatiques » ou « huiles volatiles », les huiles essentielles sont extraites des végétaux. Ces derniers fabriquent des huiles essentielles pour se protéger, se soigner, se réparer : elles leur servent à séduire les insectes pollinisateurs, se protéger des brûlures du soleil ou du froid, des prédateurs et des maladies, et enfin à guérir (blessures, maladies, attaques diverses…). Pour résumer, les plantes survivent grâce à leurs huiles essentielles.

2. LES HUILES ESSENTIELLES, C'EST QUOI ? COMMENT SONT-ELLES EXTRAITES DES PLANTES ?

Lorsque vous dites aimer l'odeur des oranges, des roses ou de la lavande, vous aimez l'odeur de leurs huiles essentielles. Ce sont les parfums concrétisés des plantes. Leur technique d'extraction est facile à expliquer, mais plus complexe à réaliser ! Les huiles essentielles sont dans la plante. Il « suffit » d'aller les chercher. Il existe plusieurs façons de les extraire, mais deux procédés sont principalement utilisés : la distillation et l'expression.

- **La distillation** est de loin la plus répandue, car elle convient à la majorité des plantes. Les huiles essentielles sont insolubles dans l'eau (ce sont des huiles !). En revanche, la vapeur d'eau que l'on projette sur la plante se charge au passage des huiles. Dans un appareil spécial, la vapeur d'eau ainsi lestée des huiles essentielles est envoyée dans un compartiment pour y refroidir. Là, la vapeur redevient liquide et les huiles s'en désolidarisent (elles flottent à la surface). On les récupère alors par décantation.
- **L'expression** consiste, comme son nom l'indique, à presser la partie de la plante concernée pour en exprimer les essences. C'est exactement ce que vous faites lorsque vous pressez entre vos doigts une épluchure de clémentine ou d'orange : ce qui en sort et pique les yeux, c'est de l'huile essentielle, ou « essence ».

Selon la plante, d'autres moyens peuvent être employés. Par exemple, on incise le pin pour obtenir l'essence de térébenthine.

3. POURQUOI DIT-ON QUE LES HUILES ESSENTIELLES SONT TRÈS CONCENTRÉES ?

Une huile essentielle est l'essence, la quintessence même du végétal. Le degré de concentration en huile essentielle dépend de la plante, mais aussi des saisons, des variétés, etc. On distingue les plantes à fort rendement (les clous de girofle dont on extrait 1 kg d'huile essentielle à partir de 10 kg de clous) de celles à faible rendement (avec 10 kg d'origan ou de basilic, on n'obtient que 30 g d'huile essentielle au maximum). La palme revient à la rose, qui ne fournit que quelques grammes d'huile essentielle pour 100 kg de pétales. Vous comprenez mieux le prix des huiles essentielles ! Mauvaise rentabilité... Souvent, les plantes qui en concentrent en belle quantité proviennent de régions ensoleillées. Quelques exceptions confirment cette règle, comme les pins en montagne.

4. QUELLE EST LA DIFFÉRENCE ENTRE UNE HUILE ESSENTIELLE ET UNE HUILE VÉGÉTALE ?

Rien à voir ! Contrairement aux huiles essentielles, les huiles végétales, telles que celles d'olive, d'argan ou de colza, par exemple, ne se volatilisent pas et sont constituées à 100 % de graisses. L'huile essentielle, elle, correspond à la fraction odorante volatile de certains végétaux. Elle est composée de nombreuses molécules actives, et n'est pas grasse, au contraire : elle s'évapore facilement. Extrêmement concentrée, on l'utilise à raison d'une ou deux gouttes seulement à chaque massage. Mélangées à une large cuillère à soupe pour l'huile végétale ! Et puis les huiles végétales n'ont pas d'odeur ou presque… Les deux fonctionnent très bien ensemble puisque l'on conseille de diluer les huiles essentielles dans de l'huile végétale, par exemple pour un massage.

5. TOUTES LES HUILES ESSENTIELLES SE RESSEMBLENT-ELLES ?

Non, chacune possède ses caractéristiques, son parfum, ses propriétés. Certaines sont plus épaisses (visqueuses) ou plus foncées que d'autres. Quelques rares huiles essentielles sont plus lourdes que l'eau.

6. QUELLE EST LA DIFFÉRENCE ENTRE L'AROMATHÉRAPIE ET LA PHYTOTHÉRAPIE ?

La phytothérapie est la médecine par les plantes. Elle se décline sous de très nombreuses formes (tisanes, extraits secs ou fluides, macérats, sirops, suspension intégrale de plantes fraîches…) et fait généralement appel à l'ensemble de la plante.

En aromathérapie, branche de la phytothérapie, on utilise une seule partie de la plante et sous une forme très concentrée. Les techniques d'extraction de l'huile essentielle sont plus délicates que celles employées en phytothérapie.

Si en phytothérapie on utilise souvent le totum de la plante (toute la plante), ce n'est pas le cas en aromathérapie. Cette notion est importante, car certaines parties de la plante seraient extrêmement toxiques si elles étaient proposées sous forme d'huile essentielle.

Huile essentielle de…	Extraite de…
Ail, vanille	Gousses broyées
Oignon	Bulbes
Clou de girofle	Boutons séchés
Pin, sapin	Aiguilles
Cannelle	Écorce, feuilles
Bois de rose, cade, cèdre, épinette noire, genévrier, sassafras, santal	Bois
Angélique, livèche, vétiver	Racines
Myrrhe, galbanum	Gomme
Bouleau	Écorce
Gingembre, nard	Rhizome
Bergamote, bigarade, citron, mandarine, orange, pamplemousse	Écorce, feuilles et zestes
Aneth, cardamome, carotte, carvi, céleri, coriandre, cumin, fenouil, persil	Graines
Genièvre	Baies
Muscade, poivre, anis, cubèbe	Fruits (épices)
Cajeput, petit grain, romarin	Tiges et feuilles
Cyprès	Branches et feuilles
Eucalyptus, laurier noble, lemongrass, mélisse, niaouli, thuya, gaulthérie	Feuilles

Huile essentielle de...	Extraite de...
Citronnelle, géranium	Plante entière non fleurie
Armoise, estragon, hysope, menthe, origan, sarriette, thym, verveine	Plante fleurie
Marjolaine, camomille allemande, sauge	Tiges fleuries
Achillée millefeuille, basilic, camomille allemande, camomille romaine, géranium, hélichryse, lavande aspic, lavande super, lavande officinale (vraie), néroli, palmarosa, patchouli, tagetes, rose de Damas, tanaisie, ylang-ylang	Fleurs et/ou sommités fleuries
Térébenthine	Résine

Note : cette distinction entre les différentes parties de la plante est fondamentale. Ainsi, l'huile essentielle de coriandre, issue des fruits mûrs et secs, est tonique, euphorisante et anti-infectieuse. Tandis que tirée de la feuille elle se révèle sédative et anti-inflammatoire.

7. PEUT-ON UTILISER L'AROMATHÉRAPIE AVEC D'AUTRES TYPES DE MÉDECINE ?

Bien sûr ! Il n'est pas rare de conseiller conjointement des huiles essentielles et de l'homéopathie, qui traite le terrain en profondeur et sur de longues périodes. On peut aussi la marier avec la phytothérapie, pour bien drainer et apporter des éléments absents des huiles essentielles : minéraux, flavonoïdes... Ou encore la nutrithérapie : certains minéraux améliorent les réponses immunitaires (magnésium, zinc, cuivre, soufre), certaines vitamines les accompagnent (vitamines C, E), certains acides gras (oméga 3) complètent les effets anti-inflammatoires des huiles essentielles... L'aromathérapie peut même compléter un traitement médical « classique », soit pour en renforcer les effets thérapeutiques, soit pour en limiter les effets secondaires. Mais elle est si puissante que, dans bien des cas, elle se suffit à elle-même.

8. DE QUOI EST COMPOSÉE UNE HUILE ESSENTIELLE ?

Sur le plan de la composition chimique, d'alcool, d'éthers, de terpènes, d'acétates, de cétones, de phénols... en fait d'une quantité impressionnante d'éléments, parfois plus de 200 ! C'est l'ensemble qui lui confère ses propriétés, et non pas seulement tel ou tel principe actif isolé. C'est aussi parce que les principes dits « actifs » sont entourés d'autres substances que notre organisme tolère les huiles essentielles. Tandis que dans les médicaments classiques, c'est justement leur « pureté » chimique (un principe actif, point) qui est à la fois responsable de leur action mais aussi de leurs effets secondaires.

9. LES HUILES ESSENTIELLES SONT-ELLES TOUJOURS NATURELLES OU TROUVE-T-ON DES « COPIES » ?

Elles ne sont pas toujours naturelles, loin s'en faut. Il existe de nombreuses huiles essentielles synthétiques, donc fausses. Non seulement elles ne présentent strictement aucun intérêt pour la santé, mais elles peuvent même être toxiques. En effet, ces produits sont inertes, « morts », et donc dangereux car ils perturbent les systèmes naturels vitaux, à l'inverse des huiles essentielles naturelles, qui favorisent une profonde revitalisation de l'organisme et rééquilibrent les systèmes organiques perturbés. Les « fausses huiles » sont souvent utilisées comme parfum. Elles sont fréquemment proposées sur les marchés ou dans certaines boutiques de souvenirs, de loisirs, ou même de cosmétiques. À tous les coups vous êtes face à une huile synthétique si on essaie de vous vendre de la pêche, de la violette, du lilas, du chèvrefeuille ou du muguet. Si vraiment vous appréciez leur odeur, c'est vous qui voyez, mais ne les utilisez surtout pas dans un but thérapeutique.

10. COMMENT ÊTRE SÛR D'ACHETER DES HUILES ESSENTIELLES NATURELLES ?

Dans les pharmacies, les boutiques de produits naturels ou au rayon « santé » des parapharmacies, on ne trouve théoriquement que des huiles essentielles « pures ». Toutes ne sont pas de qualité égale. En tout cas, seul le pharmacien peut vous montrer ses flacons d'origine (ceux qu'il utilise pour ses préparations) ainsi que les bulletins de contrôle reçus de ses fournisseurs. Méfiez-vous des circuits moins sûrs, comme Internet (bien que certains sites fournissent des produits de bonne qualité) ou les marchands ambulants. Et si vous vous demandez comment on peut distinguer une huile naturelle de sa copie, c'est impossible pour le grand public, mais très simple en laboratoire : les spécialistes utilisent un examen nommé chromatographie. Il montre en quelque sorte la « carte d'identité chimique » de l'huile. Si la chromatographie du flacon analysé ne présente pas le même aspect que le modèle (on superpose les deux), c'est louche.

Sur l'étiquette, cherchez les mentions :

- « **100 % naturelles, 100 % pures et 100 % totales** » : l'huile essentielle est non dénaturée, non « mélangée » à d'autres substances – synthétiques ou naturelles – de moindre qualité.
- **HEBBD** (Huile essentielle botaniquement et biochimiquement définie) : la variété, l'espèce et le chémotype botanique de l'huile essentielle sont connus, référencés et analysés. C'est INDISPENSABLE pour pouvoir prétendre se soigner avec les huiles essentielles.
- Le « **bio** » (facultatif), pourquoi pas, à condition qu'un organisme certificateur reconnu, comme Ecocert, par exemple, valide cette précision.

11. COMMENT LES UTILISE-T-ON ?

On les avale (voie buccale), on les prend en suppositoire (voie rectale) ou en ovule (voie vaginale), on les respire (voie nasale) ou on les applique sur la peau (voie cutanée). Les huiles essentielles peuvent donc emprunter plusieurs voies pour atteindre leur but : nous soigner. Dans tous les cas, elles pénètrent dans notre corps pour atteindre la circulation sanguine afin d'être acheminées jusqu'au site malade. Si on les applique sur la peau, elles pénètrent facilement. C'est encore plus rapide si elles passent par les muqueuses, d'où les formes de suppositoires ou d'ovules, ou encore de bains, particulièrement intéressantes : voie olfactive + voie transcutanée. Même par voie orale (gouttes ou gélules), une grande partie d'entre elles se faufile par le biais des muqueuses internes, bien avant d'être « digérée ». On peut utiliser plusieurs voies conjointement pour une synergie parfaite. Finalement, notre corps les élimine ensuite par le biais des reins et des poumons. C'est pourquoi lorsqu'on se soigne à l'aide de suppositoires aux huiles essentielles, l'haleine se charge d'une fraîche odeur d'eucalyptus !

> ### 10 millions de fois « oui » !
>
> Dans chaque narine, 10 millions de cellules nerveuses s'étalent sur à peine 2 cm² de nos muqueuses olfactives. Comment voulez-vous résister à une odeur dans ces conditions-là… Voilà pourquoi Proust ne pouvait lutter contre l'appel de la madeleine, que nous nous laissons mener par le bout du nez, et que si une huile essentielle est correctement choisie, elle se révélera extraordinairement apaisante, stimulante ou euphorisante selon les cas.

12. À QUOI SERVENT-ELLES ?

Elles servent à vous guérir ! Elles sont choisies en fonction de votre trouble, mais aussi de votre cas personnel (âge, sexe, état de santé). Certaines sont antiseptiques, d'autres anti-inflammatoires, apaisantes, antidouleur, diurétiques, digestives… Elles agissent partout dans le corps : système endocrinien (hormones) ou nerveux, peau, système digestif ou urinaire, libido, déprime. Leur maniement délicat explique qu'il est hors de question de les prendre à la légère. Ainsi, l'huile essentielle d'ail excite la thyroïde, tandis que celle de fenouil la tempère, l'huile essentielle de basilic est stimulante tandis que la lavande est sédative, l'huile essentielle de sauge active les hormones sexuelles féminines tandis que celle de romarin accroît les hormones masculines. Bref, il ne faut surtout pas jouer à l'apprenti sorcier et imaginer ses petits mélanges soi-même si vous n'avez pas une connaissance TRÈS solide des huiles essentielles. Les conséquences peuvent être graves.

13. SUR QUEL PROBLÈME AGISSENT-ELLES LORSQU'ON LES RESPIRE ?

C'est souvent par le biais de l'olfaction que les huiles essentielles soulagent les problèmes à composante psy (trac, stress, angoisse…)[1]. L'odeur monte directement au système limbique de notre cerveau, « quartier général » de nos émotions. Selon les propriétés de l'huile essentielle, donc les composants respirés, le cerveau réagit en ordonnant de sécréter tel ou tel neuromédiateur (qui permet aux neurones de communiquer entre eux), substance immunitaire, etc. Lorsqu'on inhale, les principes actifs se retrouvent aussi en contact avec la muqueuse respiratoire (nez, poumons), et nous revoilà au mode d'action « classique ». Les huiles essentielles agissent ainsi puissamment sur notre équilibre psychique et physique.

14. POURQUOI SONT-ELLES ACTIVES SUR PLUSIEURS PROBLÈMES DIFFÉRENTS ?

Parce qu'elles sont constituées de très nombreuses substances, c'est d'ailleurs ce qui les différencie d'un médicament « classique », lequel se résume souvent à une molécule pour traiter un problème. Donc le

---

[1]. Lire *Les huiles essentielles à respirer*, Danièle Festy, Leduc.s Éditions, coll. « 100 réflexes ».

composé principal de l'huile essentielle agit sur tel trouble, mais certains éléments secondaires (ou pas secondaires du tout) interviennent sur une tout autre sphère. Le cas typique est celui de l'huile essentielle de lavande, utile en cas de blessure, brûlure, maux de tête, insomnie, problèmes de peau, rhume... Il ne s'agit pas là d'une panacée, et certaines huiles essentielles plus pointues seront plus appropriées en cas d'insomnie ou de rhume, mais la lavande aura de toute façon une action sur tous ces troubles. C'est pourquoi, si vous n'achetez qu'un seul flacon d'huile essentielle, c'est celui de la lavande officinale !

Ce qu'il faut retenir

Les huiles essentielles possèdent un large spectre d'action : elles agissent sur de nombreux troubles. Leur volatilité (capacité à diffuser dans l'atmosphère) assure une excellente propagation dans l'organisme.

Associées entre elles, leur efficacité est renforcée.

15. PEUT-ON LES CONSERVER INDÉFINIMENT ?

Non. Cependant, si légalement la limite de conservation (pour la vente) est fixée à 5 ans, la plupart des huiles essentielles s'améliorent au fil du temps, comme du bon vin ! Attention cependant, lorsque l'huile essentielle est mélangée avec de l'huile végétale, le produit obtenu peut rancir. C'est pourquoi il vaut mieux effectuer son mélange au moment de l'utilisation et ne pas en préparer de grandes quantités d'avance.

16. LES HUILES ESSENTIELLES SONT-ELLES ANTIBIOTIQUES ?

Oui, elles ont même été utilisées en tout premier lieu pour cette propriété. Mais il faudrait plutôt dire « antiseptiques » dans le sens où, contrairement aux antibiotiques (« contre la vie »), elles ne détruisent pas au passage notre flore protectrice. C'est en raison de leurs capacités antiseptiques que les plats traditionnels des pays chauds sont très épicés : les huiles essentielles des épices permettent de freiner le développement microbien de l'aliment. N'allez cependant pas croire que leur effet antiseptique se cantonne à la cuisine. De nombreuses études racontent la mort de bacilles de tuberculose, de diphtérie, de typhoïde, de colibacille et autre streptocoque par la seule utilisation d'huiles essentielles. Par ailleurs, on sait que diffusées, elles désinfectent une pièce en moins de 10 minutes. Appréciable dans un bureau en hiver, ou à la maison, pour éviter de vivre dans un réservoir à germes !

> ### Les huiles essentielles les plus antibiotiques/antiseptiques
>
> Ce sont celles d'origan, de cannelle, de thym, de sarriette et de girofle.

17. POURQUOI LES HUILES ESSENTIELLES SONT-ELLES PRÉFÉRABLES (EN GÉNÉRAL) AUX ANTIBIOTIQUES ?

Les médicaments antibiotiques empêchent les germes de se reproduire et de survivre en bloquant leurs fonctions de base (organiques et métaboliques). Les huiles essentielles agissent de même, mais modifient aussi « l'environnement », qu'elles rendent impropre au développement et même à la survie des microbes. Voilà pourquoi les huiles essentielles sont efficaces par voie orale à des concentrations dans le sang vingt à cinquante fois moindres que celles des antibiotiques ! En tout cas, il est clair que l'aromathérapie peut être employée à la place ou en complément de médicaments antibiotiques. Dans le premier cas, cela permet de ne pas avoir recours systématiquement aux antibiotiques (effets secondaires, résistance, mycoses…), dans le second, de renforcer leurs effets et d'obtenir des résultats plus rapides et durables. Il faut aussi y penser lorsque l'on traite par exemple une banale infection ORL (rhume, bronchite simple), car en prenant des huiles essentielles antiseptiques, on prévient ainsi une surinfection qui aurait pu, le cas échéant, forcer à recourir à un traitement antibiotique.

David contre Goliath

Nous employons empiriquement les huiles essentielles depuis des millénaires, notamment sous forme de fumigations ou de frictions. Mais c'est en 1887 seulement que Chamberland a mis en évidence l'activité des huiles essentielles d'origan, de girofle et de cannelle sur le *Bacillus anthracis* (le bacille du Charbon). Par la suite, les travaux scientifiques n'ont cessé de confirmer le pouvoir antibactérien et antifongique (sur les champignons) des huiles essentielles et ce, sur de très larges « spectres ». Un tout petit flacon d'huile essentielle peut combattre efficacement de très nombreux germes redoutables !

Autre détail appréciable : choisies avec soin, les huiles essentielles stoppent la prolifération des germes nocifs tout en ayant une influence positive sur la réponse immunitaire, afin d'éviter que la maladie ne revienne. Ce qui n'est pas le cas d'un médicament antibiotique classique, lequel, tel un bazooka, détruit les bonnes et les mauvaises bactéries, sans se préoccuper de nouvelles invasions potentielles. D'où les traitements répétés, notamment pour des troubles ORL chez les enfants (otites, sinusites, pharyngites...). Et d'où les mycoses, si l'on a oublié de prendre des probiotiques en même temps[1]. Deux inconvénients majeurs, dont vous ne vous plaindrez jamais suite à un traitement aux huiles essentielles.

18. QU'EST-CE QU'UN AROMATOGRAMME ?

Pour analyser l'impact d'un médicament antibiotique sur des germes, les médecins utilisent un antibiogramme. C'est-à-dire qu'ils prélèvent les germes sur une personne malade et regardent en laboratoire quel antibiotique les combat le plus efficacement. Puis, en fonction des résultats, le patient reçoit en prescription le médicament le plus utile. L'aromatogramme suit exactement le même principe, sauf que les huiles essentielles remplacent les antibiotiques : le spécialiste observe dans la boîte de Pétri l'activité de l'huile essentielle, puis quantifie son pouvoir antibactérien sur tel ou tel germe. Par exemple, celles de thym, de cannelle de Ceylan ou de girofle sont fortement antiseptiques,

---

[1]. Lire *Nous avons tous besoin de probiotiques et de prébiotiques*, Leduc.s Éditions.

celles de pin, d'eucalyptus et de lavande le sont moyennement. Étant donné la recrudescence des résistances aux antibiotiques, et sachant que les huiles essentielles ne présentent pas cet inconvénient, l'aromatogramme a un bel avenir devant lui.

19. POURQUOI, CONTRAIREMENT AUX ANTIBIOTIQUES, LES HUILES ESSENTIELLES NE PROVOQUENT-ELLES PAS DE RÉSISTANCE ?

Aujourd'hui, les antibiotiques ne sont plus aussi efficaces qu'avant. À force de les employer pour un oui, pour un non, et aussi parce que nous les avons trop et mal utilisés, ils sont devenus inactifs sur de nombreux germes. Ces derniers se sont « habitués » et se sont modifiés en conséquence. Il faut alors augmenter de plus en plus les doses ou en changer pour obtenir un résultat. Et encore... C'est ce qu'on appelle la résistance aux antibiotiques. Au point que les maladies infectieuses pourraient devenir très préoccupantes les prochaines années, et nous, impuissants à les combattre avec nos antibiotiques « classiques ». Or, les huiles essentielles, très antiseptiques on l'a vu, ne génèrent pas de résistance : elles sont toujours aussi efficaces, il n'y a pas besoin de multiplier les doses pour guérir. Pourquoi ? Simplement parce qu'elles contiennent des composants variés, dont les actions sont complémentaires, et non un seul et unique principe actif. Ainsi, surtout lorsqu'elles sont associées entre elles, les huiles essentielles ont des actions croisées qui en renforcent l'efficacité et interdisent aux bactéries de « s'habituer » à telle ou telle molécule.

20. D'OÙ VIENT L'AROMATHÉRAPIE ?

La France est la patrie de l'aromathérapie. C'est dans l'Hexagone que l'on connaît et que l'on utilise le mieux les huiles essentielles. Sauf quelques exceptions, l'aromathérapie est relativement inconnue du reste du monde. Mais cette situation est en passe d'évoluer ! Cependant, cette absence de notoriété est d'autant plus surprenante que l'aromathérapie en elle-même ne date pas d'hier : les Égyptiens l'employaient déjà pour embaumer leurs morts 3 200 ans av. J.- C. Mais l'Histoire a préféré retenir le procédé de fabrication de la bière, où les Égyptiens étaient là aussi passés maîtres ! Par ailleurs, en l'absence d'outils « scientifiques » pour détailler leur composition, les huiles essentielles sont restées au stade de la parfumerie jusqu'au XIXe siècle. On les avait alors quasiment toutes découvertes, lentement, au fil des siècles, mais il fallut attendre de les analyser de plus près pour en saisir les finesses thérapeutiques.

21. Y A-T-IL DES PESTICIDES DANS LES HUILES ESSENTIELLES ?

Les traitements (pesticides) sont théoriquement bien moindres sur les végétaux destinés à être « transformés » en huile essentielle, que sur nos aliments (salades, fruits, légumes). En effet, rappelez-vous que pour le végétal, l'huile essentielle sert avant tout à repousser parasites et prédateurs en tous genres. Un pesticide naturel en quelque sorte ! Cependant, si vous souhaitez être absolument sûr de la provenance 100 % naturelle de vos huiles essentielles, choisissez une marque bio. Sachez cependant que les huiles essentielles ne sont pas disponibles en « bio ». Et que pour les spécialistes, une huile essentielle dite « 100 % pure et naturelle » possède, de fait, les mêmes caractéristiques, c'est-à-dire qu'à l'analyse, on n'y retrouve pas de traces de pesticides.

22. EST-CE QU'ELLES PEUVENT ÊTRE UTILISÉES POUR LES ANIMAUX ?

Oui mais… attention. Les animaux ne mangent pas comme les humains : certains de nos aliments sont toxiques pour eux, certains des leurs pourraient nous tuer ! De même, les plantes n'ont pas forcément le même impact sur eux que sur nous. Certaines huiles essentielles peuvent être très toxiques si elles sont ingérées par un chien (quelques gouttes seulement peuvent le tuer). Les chats, eux, sont particulièrement sensibles aux odeurs, et peuvent être gênés par une diffusion d'huiles essentielles trop entêtante ou trop proche de leur canapé de prédilection. Cependant, pour tous les problèmes externes (peau, poils), l'aromathérapie peut soulager votre compagnon à 4 pattes. Mais là encore, méfiance, ne faites pas n'importe quoi. L'application d'huile d'anis sur des plumes peut être fatale à un oiseau ! Avant tout soin aux huiles essentielles sur un animal, prenez conseil auprès d'un vétérinaire spécialisé. Hélas il en existe peu…

23. LES HUILES ESSENTIELLES PEUVENT-ELLES PROVOQUER DES RÉACTIONS INDÉSIRABLES ?

Oui. Mais nous insistons sur le fait que si elles sont choisies par un thérapeute compétent, elles ne présentent aucun danger et n'offrent que la puissance de leur efficacité, ainsi que le respect du corps dans lequel elles agissent. Il va sans dire qu'avec les conseils de ce livre vous ne risquez absolument rien ! Cependant, gardez en tête que malgré leur aspect plaisant et inoffensif, elles sont très puissantes. Mal employées (mauvais diagnostic, mauvaise posologie, voie d'administration mal adaptée...), elles peuvent donc être responsables d'effets secondaires. Les doses toxiques dépendent de chaque huile essentielle, mais peuvent être très rapidement atteintes. Sans vouloir dramatiser, il suffit de 1 gramme d'huile essentielle de lavande pour devenir somnolent, de 2 grammes d'hysope pour subir une crise d'épilepsie... et de 2 toutes petites cuillères de sauge pour assurer une issue fatale à son consommateur. En dehors de ces cas théoriques et très extrêmes, il faut apprendre à reconnaître des effets secondaires plus bénins. Réaction allergique, irritation ou rougeur de la peau, démangeaisons... quelques huiles essentielles sont connues pour leur dermocausticité. Alors qu'en interne, elles ne poseront aucun problème !

Dans certains cas rares, toujours accidentels (lorsqu'un consommateur a mal utilisé une huile essentielle : doses trop élevées, mal adaptées), il est possible de souffrir d'effets toxiques spectaculaires : euphorie, dépression, épilepsie, sommeil, avortement spontané... Encore une fois, cette dernière catégorie d'effets indésirables est plus théorique que réelle.

À retenir

1 goutte, c'est 1 goutte, ce n'est pas 2 gouttes !

24. QU'EST-CE QU'UN COMPRIMÉ NEUTRE ?

C'est un comprimé de sucre (lactose ou saccharose) ou de levure sur lequel on dépose 1 ou 2 gouttes d'huile essentielle avant de le laisser fondre en bouche. C'est un bon support pour profiter des huiles essentielles par voie orale (bouche), mais vous pouvez le remplacer par une cuillère d'huile d'olive ou de miel, ou encore un petit sucre. Cela dit, ces derniers supports sont plus caloriques ou peuvent être délicats à utiliser au quotidien (goût, praticité…). Vous le rencontrerez parfois dans les formules de ce livre. On achète des comprimés neutres en pharmacie.

25. LES FEMMES ENCEINTES PEUVENT-ELLES UTILISER LES HUILES ESSENTIELLES ?

Par principe de précaution, sauf prescription expresse d'un médecin spécialiste en aromathérapie, toute huile essentielle est interdite pendant les trois premiers mois de grossesse. En réalité, bon nombre d'entre elles peuvent être employées strictement sans aucun danger, et se révèlent fort utiles, par exemple pour calmer les légendaires nausées. Mais restez très prudente. Le mieux est de ne rien prendre sans l'accord de votre médecin, y compris par voie externe. En général, les huiles essentielles autorisées pour les enfants et les bébés peuvent être employées par les femmes enceintes, avec précaution toujours.

26. PEUT-ON APPLIQUER LES HUILES ESSENTIELLES DIRECTEMENT SUR LA PEAU ?

Dans la plupart des cas, il vaut mieux les diluer dans un support adéquat : alcool, disper, talc, labrafil (en préparation à l'officine), huile végétale (à la maison). Ces dernières peuvent parfois renforcer l'action thérapeutique des huiles essentielles. Choisissez-les de préférence pures et non raffinées.

Parmi les plus utilisées :

- **L'huile d'amande douce** possède des vertus adoucissantes, calmantes. Elle est recommandée pour les bébés.
- **L'huile de calophylle** améliore la circulation du sang.
- **L'huile de calendula** est apaisante, nourrissante et anti-inflammatoire.
- **L'huile de macadamia** est très fluide et extrêmement pénétrante. Elle ne laisse aucune sensation de gras après application. Elle est particulièrement adaptée aux troubles circulatoires et lymphatiques.
- **L'huile de millepertuis** calme les brûlures (coup de soleil compris) et régénère la peau. Attention ! Elle est photosensibilisante : ne l'appliquez pas avant une exposition solaire, toujours après !

Attention !

N'employez pas d'huile minérale type paraffine !

Les huiles végétales se conservent en moyenne 3 ans à l'abri de la lumière et de la chaleur.

En général, les proportions sont de 15 à 30 gouttes d'huile essentielle pour 10 ml d'huile végétale. On ne mélange pas plus de 3 huiles essentielles ensemble, sauf cas particulier.

27. PEUT-ON UTILISER LES HUILES ESSENTIELLES DANS LA CUISINE ?

Oui, c'est même délicieux et très à la mode ! Certains cuisiniers proposent déjà des préparations dont la célébrité est uniquement liée aux huiles essentielles. C'est le cas de la crème brûlée à la lavande, des glaçons à la bergamote, du poulet au citron... Dans un registre moins gourmand et plus thérapeutique, c'est aussi une excellente idée d'ajouter des huiles essentielles digestives dans certains plats, tels que la choucroute ou le couscous.

Comptez 1 goutte par personne, pas plus (et même souvent moins selon la « force » de l'huile essentielle). Sinon, votre plat sera immangeable !

D'une manière générale, les saveurs des huiles essentielles sont à choisir comme vous le feriez pour les aromates. L'estragon convient aux œufs, aux viandes blanches, aux vinaigrettes ; la bergamote aime les douceurs (biscuits, bonbons ou chocolats) ; le basilic se marie divinement avec les pâtes ; la cannelle avec le boudin noir, les fruits cuits, la semoule ou le riz au lait... Les possibilités n'ont de limites que celles de votre imagination et de votre gourmandise.

15 huiles essentielles pour une cuisine aromatique	
Quelle huile essentielle	Pour quoi ?
Basilic	Tonique, digestif, antispasmodique et hépatique
Cannelle	Antibactérienne, stimulante, antivirale
Citron	Antibactérien, dépuratif, digestif

15 huiles essentielles pour une cuisine aromatique	
Quelle huile essentielle	**Pour quoi ?**
Estragon	Antiballonnements, antispasmodique, antiallergique
Gingembre	Digestif, antinausées, soutient l'immunité (maladies de l'hiver)
Girofle (clous de)	Antiseptique digestif
Lavande	Sédative, antispasmodique
Menthe	Tonique, digestive
Muscade	Antalgique +++, antifatigue +++, antiparasitaire ++
Orange douce	Calmante, antiballonnements
Rose	Sédative, antistress, soulage les nausées
Thym	Antibactérien, antiviral
Vanille	Anti-idées noires, sédative, aphrodisiaque
Verveine	Calmante, digestive, antispasmodique
Ylang-ylang	Anti-idées noires, sédatif, aphrodisiaque

28. LES DOSAGES PEUVENT-ILS ÊTRE MULTIPLIÉS ?

« On m'a conseillé 2 gouttes d'une huile essentielle 3 fois par jour. Si j'en prends 4 gouttes à chaque prise je guérirai plus vite ? » Cette question nous est fréquemment posée. La réponse est assurément NON. 4 ou 6 gouttes n'auront aucune efficacité supérieure, en revanche, il y a de fortes chances pour que vous fassiez connaissance avec certains inconvénients. Respectez obligatoirement la prescription du médecin ou le conseil du pharmacien spécialistes en aromathérapie.

29. PEUT-ON UTILISER PLUSIEURS FORMULES EN MÊME TEMPS ?

Non, il vaut mieux alterner les traitements avec des pauses de 10 jours entre chaque. En revanche, pour un même trouble, il est souvent conseillé d'associer une formule pour traitement interne et une autre à appliquer en externe. Cela améliore la synergie des huiles essentielles dans le corps.

30. COMMENT PROFITER AU MAXIMUM DE CE LIVRE ?

Les huiles essentielles se complètent entre elles et il peut être plus judicieux d'en mélanger plusieurs pour traiter un problème. Sauf cas exceptionnel et ponctuel, il ne vous viendrait pas à l'idée de manger exclusivement des tomates ou du poulet pour calmer votre faim. Sauf cas exceptionnel et ponctuel, il est souvent un peu trop « basique » de compter sur une seule huile essentielle pour se soigner.

- Pour certains problèmes simples, les réponses unitaires sont appropriées : on se coupe, on applique une huile essentielle antiseptique.
- Mais pour des troubles plus complexes, vous obtiendrez une meilleure efficacité en faisant appel aux formules de cet ouvrage.

Il nous a semblé intéressant de détailler pour chaque formule l'activité de chaque huile essentielle, afin de bien comprendre pourquoi nous avions procédé à ces mariages. Les formules complexes proposées dans ce livre sont destinées à être lues par un pharmacien ou un préparateur en pharmacie. Le langage employé lui est familier.

5 bonnes raisons de commander les formules au pharmacien ?

1. C'est son métier ! Ceci implique notamment l'assurance de ne pas se tromper dans les dosages (au mg près), de bénéficier des ingrédients les plus sûrs et les plus confortables (pastilles spécial suppositoires à la place de l'antique beurre de cacao par exemple).

2. C'est l'assurance de la qualité des huiles essentielles. Et de choisir très exactement la bonne !

3. Le mélange « huile essentielle » + « huile végétale » a ses limites : c'est un bon moyen de soigner efficacement et sans danger les bobos quotidiens. Mais les huiles végétales retardent le passage des huiles essentielles dans le sang. Si on recherche une grande pénétration des huiles essentielles à travers la peau, par exemple le bois de rose et le ravintsara, pour qu'elles rejoignent rapidement et en grande quantité la circulation sanguine afin de traiter rapidement une infection ORL (bronchite, rhume…), un autre support sera plus approprié. Le transcutol, par exemple, qui permet de diluer les huiles essentielles tout en facilitant leur pénétration dans la peau.

4. Le « fait maison » a aussi ses limites. Contrairement à une rumeur circulant sur Internet, il est formellement déconseillé de fabriquer chez soi des suppositoires à base de beurre de cacao. Si nous n'utilisons plus cette matière première en officine, il y a une raison (risques élevés d'irritation locale, de perte partielle ou totale des propriétés des huiles essentielles, etc.) !

5. Le pharmacien vérifiera auprès de vous que la préparation est bien adaptée : dosages en fonction de l'âge de l'enfant, contre-indications (surtout s'il vous connaît bien), forme adéquate (par exemple, pas de gélules pour les enfants trop jeunes).

INITIATION À L'AROMATHÉRAPIE

Vous débutez en aromathérapie ? Bravo et bienvenue ! Pour explorer l'univers fascinant des huiles essentielles, il vous faut commencer par acheter le matériel de base. Quelques flacons, pas plus. Cela suffira amplement pour tester les capacités époustouflantes de l'aromathérapie.

Vous vous apprêtez à découvrir une nouvelle façon de vous soigner efficacement, rapidement et élégamment.

MA PREMIÈRE TROUSSE D'AROMATHÉRAPIE

C'est au quotidien que les huiles essentielles vous rendront les plus fidèles services. Adopter le réflexe huiles essentielles plutôt que médicaments vous prouvera maintes fois leur supériorité. Vous avez un souci ? Elles sont là, à portée de main. À condition d'avoir constitué votre trousse de base.

Les 8 incontournables

Nous en avons sélectionné 8, les incontournables, celles dont vous aurez forcément besoin au moins une fois cette année.

1. Lavande : la polyvalente

C'est la plus polyvalente des huiles essentielles, et il en existe près de 10 variétés. Choisissez la lavande officinale ou « vraie », la plus courante.

- Merveilleuse antibactérienne et cicatrisante, elle s'applique à même la peau, pure, dès que celle-ci est attaquée. Aucune brûlure (du soleil, chaleur, chimique…) ne lui résiste.

- Diffusée dans une pièce, la lavande possède une action calmante. Si vous n'avez pas de diffuseur, appliquez 4 ou 5 gouttes sur le plexus solaire ou la face interne des poignets, ou encore sous la voûte plantaire.

- C'est un superbe décontracturant musculaire. Diluez 5 gouttes dans une cuillère à soupe d'huile végétale, d'arnica de préférence, et massez les muscles surmenés.

Piqûre, brûlure ?

La **lavande aspic** est encore plus spectaculairement efficace que la **lavande vraie**. Elle en reprend toutes les qualités, mais en plus elle est idéale contre les piqûres d'insectes à venin, de scorpions, de méduses… Antitoxique, elle neutralise instantanément le poison de l'animal. Il faut l'appliquer immédiatement après la piqûre !

2. Hélichryse : l'alliée du sang

C'est l'équivalent d'Arnica, puissance 100 ! Un anti « bleu » extraordinaire… En cas de choc, même très violent, appliquez jusqu'à 3 fois dans la journée. Y compris si le bleu est entaillé par une plaie.

- Pensez-y si vous suivez une mésothérapie ou si vous ôtez un plâtre, deux grands pourvoyeurs de bleus.
- Ne partez pas sans elle si on vous arrache une dent de sagesse : appliquez-en quelques gouttes pures sur les joues (à l'extérieur), au niveau de la gencive, juste avant l'opération.

3. Ravintsara : le garde du corps

La meilleure amie du système immunitaire, hyperactive contre les virus. De très nombreuses maladies ont pour point de départ une maladie virale (on « attrape » un virus), et deviennent bactériennes par la suite (des bactéries profitent de la situation pour se développer). D'où le recours aux antibiotiques. Avec ravintsara, c'est simple : la maladie n'a pas le temps de se développer. L'huile essentielle lui coupe l'herbe sous le pied !

- Pensez à elle en cas de grippe, d'herpès (labial ou génital), de « refroidissement ».
- Elle aide aussi à tousser lorsqu'on en a besoin : vos poumons la réclament. Versez directement 10 gouttes de ravintsara pur dans le creux de votre main, puis passez sur le thorax et le dos.

Cette huile essentielle est très bien tolérée par la peau, aucun risque d'irritation, même pure.

4. Eucalyptus radié : doux pour les bébés

Sous son gant de velours pour bébé (elle est très bien tolérée), elle possède une main de fer impitoyable envers les microbes qui s'en prennent aux enfants.

- Faites appel à ses propriétés en cas de rhume ou de grippe, ainsi que pour aider la toux. Dans la main, diluez 3 gouttes d'eucalyptus dans 3 gouttes d'huile végétale, puis passez sur le thorax et le dos du petit malade. Ça marche aussi pour les adultes, bien entendu !

5. Arbre à thé : le nettoyeur antibactérien

Où l'arbre à thé (*melaleuca alternifolia*) passe, les bactéries trépassent. Il décime un nombre de bactéries absolument ahurissant : on dit que son spectre d'action antibactérienne est très large.

- Tous les abonnés aux angines devraient apprendre son nom par cœur, parce qu'ils risquent de la réclamer souvent. En cas d'angine, donc, appliquer quelques gouttes pures à même le cou ainsi que sur les ganglions le cas échéant. En plus, prenez-en par voie orale (2 gouttes sur un sucre à laisser fondre en bouche). L'arbre à thé détruit notamment le staphylocoque « doré » et son petit frère dit « bêta-hémolytique », ce dernier étant responsable des rhumatismes articulaires consécutifs aux angines mal soignées.

- Pensez à lui face à une infection : abcès, parasitose, affection cutanée, candidose vaginale, buccale, cutanée ou digestive.

- Radioprotecteur, il préserve la peau, littéralement détruite par les rayons (traitement du cancer). Appliquez-le un quart d'heure avant l'exposition. Ou encore mieux, sa cousine le niaouli (melaleuca quinquenervia).

6. **Thym à thujanol : de la bouche aux pieds**
   Bactéricide et virucide puissant, le thym soigne la sphère ORL et les pieds. Pensez-y en cas de problèmes respiratoires (otite, rhinopharyngite, laryngite… mais aussi angine, toujours elle !). Elle traite également avec brio les mycoses des pieds comme… les affections de la bouche
   - C'est dans les cas d'aphte, de gingivite, de douleurs des amygdales ou de la bouche en général que le thym donne le meilleur de lui-même. Diluez 3 gouttes dans une cuillère à café d'huile végétale, et appliquez sur la zone douloureuse.

7. **Basilic exotique : la paix du ventre**
   Il s'occupe de tout : digestion difficile, aérophagie, mal des transports et même douleurs modérées des règles… ou encore nausées de la femme enceinte ! Pour cette dernière, 2 gouttes sur un sucre à avaler, ou 2 gouttes directement sur le plexus solaire. Pour toutes les autres situations, quelques gouttes directement appliquées sur le ventre.

8. **Bigaradier : on se calme**
   Rien que l'odeur détend. Les hyperactifs, qui vivent sur les nerfs et fatiguent les autres autant qu'eux, doivent s'en appliquer 2 gouttes pures sur le plexus solaire de temps à autre.

MES 12 DERNIERS CONSEILS AVANT DE VOUS LANCER

1 *Une huile essentielle doit impérativement être 100 % naturelle, pure et intégrale.*

2 Sauf exception, n'appliquez jamais d'huile essentielle pure sur les muqueuses (nez, oreilles, yeux, zones ano-génitales…).

3 *Rangez vos flacons loin des petites mains enfantines,* pour éviter tout accident.

4 *Ne dépassez jamais les doses ni les durées de traitement conseillées.*

5 *Ne remplacez jamais une huile essentielle par une autre,* sauf conseil avisé d'un vrai spécialiste en aromathérapie. Par exemple, une lavande vraie ne remplace pas une lavande aspic, leurs propriétés sont totalement différentes !

6 Les huiles essentielles ne se mélangent pas à l'eau. *Pour les absorber par voie orale, il faut les mélanger avec un peu de miel, de sucre, d'huile végétale ou de sirop d'érable.* On peut aussi les poser sur un comprimé neutre avant de le laisser fondre en bouche, de préférence sous la langue (zone richement irriguée de petits vaisseaux sanguins). Si vous préférez l'eau (tisane), ajoutez un dispersant neutre (en pharmacie) ou du miel.

7 *Ne lésinez pas sur la qualité.* Achetez de préférence en pharmacie ou en boutique spécialisée. Les différences de prix sont généralement liées à la qualité du produit. Méfiez-vous toujours des huiles essentielles trop bon marché.

Initiation à l'aromathérapie \ **45**

8 À l'achat, un flacon peut sembler assez cher, bien que tout dépend de l'huile essentielle. Mais d'une part c'est un investissement valable sur le long terme (vous utilisez si peu de produit qu'il va durer longtemps, souvent des années !), et d'autre part personne ne vous force à en acheter 200 sortes différentes. Cela dit, vous verrez que lorsqu'on en essaie une, on les veut toutes…

9 *Préférez de petits flacons opaques* (ou foncés), et refermez-les rapidement après usage car les huiles essentielles s'abîment à l'air.

10 *Épargnez à vos huiles essentielles les écarts de température.* Avec un climat stable et plutôt frais, vos flacons se conserveront indéfiniment ou presque. Entre 15 et 22 °C, c'est parfait. De nombreuses huiles essentielles s'améliorent même avec le temps, comme les grands vins ! Seules celles d'agrumes se gâtent assez vite et doivent être jetées au bout de deux ans environ. Même si leur odeur vous paraît parfaite, les principes actifs ne sont probablement plus intacts.

11 *Jetez les flacons qui vous paraissent « bizarres »* : si l'odeur ou la couleur a changé, il y a de fortes chances pour que les pouvoirs thérapeutiques se soient envolés.

12 *Attention aux huiles végétales,* fidèles supports pour vos huiles essentielles. *Elles sont bien plus fragiles…* à moins que vous ne les protégiez à l'aide d'huiles essentielles ! Ces dernières ont des propriétés conservatrices étonnantes. C'est normal puisqu'elles sont antibactériennes…

VOTRE GUIDE DES HUILES ESSENTIELLES AU QUOTIDIEN

Vous trouverez dans ce livre trois possibilités pour vous soigner avec les huiles essentielles.

1. **Si c'est la première fois** que vous rencontrez un furoncle ou un aphte, ou que vous êtes pressé, ou encore dehors (randonnée), faites appel à la qualité n° 1 de l'aromathérapie : la simplicité d'utilisation.

    Le réflexe = 1 huile essentielle. C'est la solution facile, efficace, à la portée de tous. Chaque lecteur peut la mettre en œuvre sans demander conseil.

2. **Si vous souffrez d'un trouble récurrent**, par exemple, une migraine ou des troubles diges-

tifs, ou que vous cherchez une formule plus complète, notamment pour faire plusieurs applications pendant quelques jours, préparez vous-même une formule simple.

⌛ *La formule express.* Une formule facile, complète, puissante, simple à réaliser à la maison.

3. **Pour les cas un peu plus complexes** ou lorsque les huiles essentielles spécialement adaptées sont réservées aux préparations officinales (certaines ne sont pas en vente libre unitaire pour le grand public), commandez votre préparation dans une officine spécialisée en aromathérapie.

⚕ *La formule du pharmacien.* Gouttes nasales, gélules, talc, suppositoires, ovules… apportez ce livre à la pharmacie, chez votre médecin, ou recopiez la formule exacte sur un papier. **Vous ne pouvez pas et ne devez pas réaliser ces préparations vous-même.** Elles réclament un matériel, des matières premières et des connaissances spécifiques. Elles sont destinées à être lues par un pharmacien ou un préparateur en pharmacie. Le langage employé leur est familier.

Dans tous les cas, ne dépassez pas les doses prescrites. Lorsqu'il n'y a pas de précision de durée, le traitement s'entend « jusqu'à guérison complète ».

ABRÉVIATIONS

HE : huile essentielle
HV : huile végétale
TM : teinture mère
gtt : goutte
ml : millilitre
mg : milligramme
aa : à parties égales
qsp : quantité suffisante pour
+++ : les croix indiquent une efficacité particulièrement remarquable de l'huile essentielle pour une action précise. Plus il y a de croix, plus le résultat sera spectaculaire.

ATTENTION : toutes les formules de ce livre s'adressent aux adolescents et aux adultes. Sauf, naturellement, en ce qui concerne le chapitre « Enfants » ou lorsqu'une mention le précise expressément.

Les petites introductions en gras et italique regroupent les plaintes les plus fréquentes entendues au comptoir.

L'APPAREIL LOCOMOTEUR (MUSCLES, OS, ARTICULATIONS)

Muscles, os, tendons, articulations... toute cette belle machinerie fonctionne plus ou moins en silence avec pour objectif de nous offrir un bien précieux entre tous : la liberté de mouvement. Une simple crampe, un faux mouvement, et nous voilà coincé sur une chaise ou neutralisé dans un lit. Prenons soin de notre charpente tout au long de notre vie, afin de rester autonome et de pouvoir jouir de notre corps sans entrave.

ARTHRITE

J'ai des douleurs dans les articulations des doigts.

Le réflexe / Voie orale

Eucalyptus citronné. 1 goutte dans une petite cuillère de miel 3 fois par jour.

⚕ La formule du pharmacien / Voie orale

HE *Eucalyptus citrodora* (eucalyptus citronné) 20 mg
HE *Citrus hystrix* (petit grain combava) 20 mg
HE *Matricaria recutita* (matricaire) 20 mg
HE *Origanum majorana* (marjolaine) 20 mg
Pour 1 gélule n° 60

Prendre 3 gélules par jour jusqu'à cessation des douleurs.

Pourquoi cette formule ?

♦ Eucalyptus citronné : antalgique+++, anti-inflammatoire puissant ; contre l'arthrite+++
♦ Petit grain combava : antirhumatismal+++ ; contre l'arthrite
♦ Matricaire : anti-inflammatoire++
♦ Marjolaine : antalgique++ ; contre les névralgies

ARTHROSE ET RHUMATISMES

J'ai mal au dos, aux genoux, aux doigts, aux orteils. Je suis bourré d'arthrose, ou alors ce sont des rhumatismes ?

Arthrose, arthrite ou rhumatismes ?

À chaque mot correspond son affection ! *L'arthrose* est la dégénérescence « normale » de l'articulation ; on parle *d'arthrite* lorsque cette articulation est le siège d'une inflammation (liée ou non à l'arthrose). Enfin, sont regroupées sous le vocable « *rhumatismes* » toutes les affections douloureuses qui gênent le bon fonctionnement de l'appareil locomoteur.

Pourquoi éviter les anti-inflammatoires ?

La dégénérescence des articulations touche 30 % de la population et plus de 90 % des personnes âgées. Elle survient peu à peu, attaquant sournoisement le cartilage articulaire. Ce dernier, tissu élastique et lisse recouvrant l'extrémité des os pour les empêcher de frotter l'un contre l'autre, sèche et se désagrège. C'est alors le début d'un long parcours aspirine/paracétamol/anti-inflammatoires, lesquels, s'ils peuvent soulager sur le moment, ne soignent pas, au contraire. Non seulement ils finissent par provoquer des effets secondaires parfois graves (ulcères, saignements gastriques, lésions du foie), mais encore ils empêchent la production naturelle de nouveau cartilage ! La solution n'est donc clairement pas là.

Le réflexe / Bain

Genévrier. Mélanger 10 gouttes à un verre de lait et verser dans l'eau du bain.

La formule du pharmacien / Voie orale

HE *Chamaemellum nobile* (camomille romaine) 20 mg
HE *Eucalyptus citriodora* (eucalyptus citronné) 20 mg
HE *Citrus aurantium bergamia* (bergamote) 20 mg
HE *Origanum majorana* (marjolaine) 20 mg
HE *Citrus hystrix* (petit grain combava) 20 mg
Pour 1 gélule n° 60
Prendre 3 gélules par jour.

Et associer :

♀ La formule du pharmacien / Bain

HE *Pinus pinaster* (térébenthine du pin) 5 ml
HE *Juniperus communis* (genévrier) 5 ml
HE *Gaultheria procumbens* (gaulthérie couchée) 5 ml
HE *Thymus vulgaris paracymeniferum* (thym à paracymène) 5 ml
Base pour bain qsp 30 ml
En mélange dans un flacon.
Prendre 2 bains chauds par semaine, dans lesquels vous resterez plongé pendant 20 minutes au moins (eau : 38 °C).

Pourquoi ces formules ?
- Petit grain combava : antirhumatismal+++
- Eucalyptus citronné : antalgique+++, anti-inflammatoire puissant et polyvalent ; contre le torticolis, l'arthrite +++, les rhumatismes+++
- Gaulthérie : anti-inflammatoire des os, des muscles, des articulations +++
- Genévrier : antalgique++, anti-inflammatoire++ ; contre les douleurs arthrosiques+++ et rhumatismales diffuses, les articulations raides et douloureuses, la goutte
- Camomille romaine : anti-inflammatoire++
- Bergamote : anti-inflammatoire+++ ; contre les rhumatismes++
- Thym à paracymène : antalgique à action percutanée+++ ; contre les rhumatismes, l'arthrose+++
- Térébenthine : ouvre les capillaires et permet la pénétration des autres HE

À faire

- ✓ En dehors des crises douloureuses, conserver une activité physique (quitte à en changer) : c'est le seul moyen de produire du cartilage.
- ✓ Penser aux cures thermales, très efficaces.
- ✓ Consommer des acides gras oméga 3, dans votre assiette (poissons gras, huile de colza, de noix), mais aussi en supplémentation pour atteindre un quota satisfaisant.
- ✓ Attention aux fromages, laits, viandes, graisses : leurs acides gras sont mis en cause dans les douleurs dont nous parlons. D'ailleurs, si vous avez l'impression que certains aliments déclenchent des crises douloureuses, c'est tout à fait possible (œufs, produits laitiers ou tomates par exemple). Évitez-les ou limitez leur consommation.
- ✓ Penser à la chaleur : genouillères, ceintures et sous-vêtements « chaleur douce » (en pharmacie) soulagent bien. Sinon, le sèche-cheveux si vous n'avez que ça sous la main.

À ne pas faire

- ✗ Prendre les médicaments « habituels » (aspirine, corticoïdes, anti-inflammatoires) sans se poser de questions : non seulement ils sont de moins en moins efficaces au fil du temps, mais en outre ils aggravent généralement les choses en contribuant à la destruction du cartilage restant. Sans parler de leurs effets secondaires peu sympathiques (douleurs ou ulcères à l'estomac).

CRAMPES MUSCULAIRES (ÉLONGATION MUSCULAIRE, TRAUMATISME TENDINEUX, FRACTURE)

J'ai repris une activité sportive hier. Ça faisait trois mois que je ne pratiquais pas. Je suis bourré de contractures musculaires.

J'ai des crampes musculaires qui me réveillent la nuit, elles sont très douloureuses, je ne comprends pas pourquoi elles apparaissent : je n'ai jamais eu ça !

D'où viennent les crampes ?

Les crampes peuvent avoir plusieurs origines différentes : traumatismes, troubles circulatoires, efforts répétitifs, fatigue, vieillissement… ou tout simplement mauvaise préparation à un exercice physique. Ne vous malmenez pas !

Le réflexe / Massage

Romarin à camphre. Verser 1 ou 2 gouttes directement sur la zone contractée et masser doucement.

La formule express / Massage

HE Lavandin 2 ml
HE Romarin à camphre 2 ml
HE Laurier noble 2 ml
HE Gaulthérie 2 ml
HV Arnica qsp 15 ml

En mélange dans un flacon.

Quelques gouttes en massages doux sur les zones douloureuses jusqu'à la détente du groupe musculaire.

L'appareil locomoteur \ **57**

Pourquoi cette formule ?
- Lavandin : décontractant musculaire, antalgique ; contre les crampes++ et les foulures
- Romarin à camphre : contre les contractures musculaires, les crampes+++
- Laurier : antalgique puissant+++ et antisclérosant ; contre les contractures musculaires
- Gaulthérie : anti-inflammatoire+++ ; contre la tendinite, les crampes et entorses
- Arnica : anti-fatigue musculaire

À faire

- ✓ Chercher la chaleur.
- ✓ Étirer doucement mais le plus loin possible le muscle contracté. Souvent, cela suffit à faire « lâcher ».
- ✓ Pas un repas sans fruits et légumes frais : leurs vitamines et minéraux sont les meilleurs garants d'une vie sans crampes. Le calcium, le magnésium et le potassium sont essentiels.
- ✓ Surélever les pieds si les crampes surviennent la nuit (origine veineuse en général).

À ne pas faire

- ✗ Oublier de s'hydrater.
- ✗ Les sportifs doivent penser aux boissons énergétiques adaptées, car les crampes sont souvent dues à une déficience en minéraux.
- ✗ Attaquer une séance de sport (ou d'exercice physique : déménagement…) sans s'échauffer ni s'étirer.

✗ Négliger une hypoglycémie (taux de sucre sanguin trop bas). Il faut manger quelques fruits secs ou n'importe quoi de sucré dès que le besoin s'en fait sentir.

ENTORSE

Je me suis tordu la cheville en traversant la rue : mon pied s'est coincé dans un trou, il s'est retourné. Ça gonfle, j'ai mal.

⌛ La formule express / Massage

HE Gaulthérie 3 ml
HE Romarin à camphre 4 ml
HE Laurier noble 3 ml
HV Millepertuis qsp 15 ml

En mélange dans un flacon.

Quelques gouttes en massage doux sur les parties sensibles.

Pourquoi cette formule ?
- Gaulthérie : anti-inflammatoire+++ ; contre les tendinites, les entorses, les foulures
- Romarin à camphre : décontractant musculaire ; contre les contractures musculaires+++, les douleurs des muscles++, les crampes+++
- Laurier : antidouleur puissant+++ ; contre les contractures musculaires
- Millepertuis : anti-inflammatoire

À faire

✓ Chercher le froid. Appliquer des pochettes de glaçons par exemple. Plonger la cheville dans de l'eau froide (mer, lac).

- ✓ Reposer la cheville jusqu'à guérison totale. Si vous êtes trop « pressé », les douleurs résiduelles et l'instabilité de la cheville vous guettent.
- ✓ Acheter des chaussures adaptées (par exemple pas de talons de 40 centimètres pour « marcher » dans la rue, ni de baskets pour randonner en montagne).
- ✓ Consulter si la douleur ne passe pas très vite.

À ne pas faire

- ✗ Appliquer de la crème chauffante.
- ✗ Marcher malgré son entorse.
- ✗ Masser trop profondément.

GOUTTE

J'ai le gros orteil qui gonfle, qui gonfle, qui gonfle, qui me fait mal, je ne peux plus le rentrer dans ma chaussure, regardez !

Comment c'est arrivé ?

Une crise de goutte est la conséquence d'un excès d'urée dans le sang. Se reporter à « Urée » p. 200.

Le réflexe / Massage

Gaulthérie. Mélanger 10 gouttes à une cuillère à café d'huile végétale. Masser le gros orteil jusqu'à 3 fois par jour.

⧖ La formule express / Massage / Bain de pieds

HE Genévrier 3 ml
HE Gaulthérie 3 ml
HV Millepertuis qsp 10 ml

En mélange dans un flacon.
2 à 3 massages et bains de pieds par jour.

Pourquoi cette formule ?

- Genévrier : antalgique++ et anti-inflammatoire++ ; contre les articulations raides et douloureuses, la goutte
- Gaulthérie : remarquable antalgique et anti-inflammatoire+++ (salicylate de méthyle)
- Millepertuis : anti-inflammatoire

À faire

- Manger des fruits et/ou des légumes à chaque repas. Méfiez-vous des épinards et de l'oseille, mais forcez en revanche sur les cerises (en saison).
- Boire beaucoup d'eau. Plus vous mangez, plus vous devez boire. Montez jusqu'à 2 voire 2,5 litres d'eau peu minéralisée par jour dans les moments d'agapes (fêtes de fin d'année).
- Surveiller spécialement votre alimentation si vous êtes une femme en préménopause ou ménopausée, hypertendue et sous diurétiques : vous cumulez les risques.
- Traiter un éventuel trouble métabolique : excès d'urée, de cholestérol, diabète, obésité…

À ne pas faire

- Boire ne serait-ce qu'une demi-goutte d'alcool pendant une crise de goutte. Et même en dehors, extrême modération de rigueur.
- Viande, abats, fruits de mer et gibier favorisent la crise de goutte. Privilégiez le poisson blanc et les protéines végétales (céréales, soja…).

× Un régime trop restrictif : affamer le corps est le chemin le plus court pour faire une crise de goutte.

LUMBAGO

Je suis « coincé », je me suis fait un tour de rein hier. J'ai porté une grosse table en marbre et voilà le travail.

Le réflexe / Massage

Gaulthérie. Mélanger 2 gouttes dans 10 gouttes d'huile végétale et appliquer 3 fois par jour.

La formule du pharmacien / Massage

HE *Laurus nobilis* (laurier noble) 2 ml
HE *Gaultheria procumbens* (gaulthérie) 2 ml
HE *Helichrysum italicum* (hélichryse italienne) 2 ml
HE *Mentha piperita* (menthe poivrée) 2 ml
HV Arnica qsp 15 ml

En mélange dans un flacon.
Faire 3 applications par jour en massages légers.

Pourquoi cette formule ?
- Laurier noble : antalgique puissant+++ et antisclérosant ; contre les contractures musculaires
- Hélichryse : antisclérosante ; contre les coups, les faux mouvements
- Menthe : anesthésiante, analgésique+++, effet fraîcheur

- Gaulthérie : remarquable antalgique et anti-inflammatoire+++ (salicylate de méthyle)
- Arnica : contre le lumbago, les bleus, les coups, l'inflammation due à un mauvais geste

À faire

- Soulager la douleur, c'est la priorité. Rechercher la position la plus confortable, et essayer de la garder.
- Prendre un bain chaud, chercher la chaleur.
- Se reposer.
- **Après la crise** – Prévenir la récidive : prendre enfin soin de son dos. Exercices physiques doux (natation), étirements, pas de port de charges lourdes effectué n'importe comment.

À ne pas faire

- Forcer la douleur.
- Recommencer les mêmes mouvements inadaptés dès la douleur apaisée.

SPORT

Je cherche à préparer mes muscles pour qu'ils soient plus vite chauds et performants. Je voudrais aussi qu'ils récupèrent plus vite après.

Pourquoi préparer ses muscles ?
Pourquoi les apaiser ensuite ?

Avant – Parce qu'ils sont comme nous : un réveil musculaire brusque les agresse et ils se mettent en boule, au sens propre du terme !

Après – Cette étape est essentielle, car les muscles, en travaillant, ont rejeté des substances qu'il faut évacuer. L'acide lactique, par exemple, responsable des courbatures. Si on stoppe net l'effort sans drainer tous les déchets produits, le corps se refroidit, la circulation se calme et les « poisons » restent sur place, c'est-à-dire dans le muscle. C'est bien sûr le lendemain, à froid, que les douleurs sont les plus vives car alors l'acide lactique est cloîtré dans une petite zone sans espoir d'en sortir ! Les kinés du sport préconisent alors de recommencer un effort sportif (aïe) même si c'est douloureux, afin de rouvrir et de libérer les fibres musculaires de l'acide. Mais mieux vaut s'y prendre la veille pour faire son ménage…

AVANT L'ENTRAÎNEMENT

Le réflexe / Massage

Menthe poivrée. Mélanger 5 gouttes à 20 gouttes d'huile végétale, et frictionner en insistant sur les muscles sollicités.

⚕ La formule du pharmacien / Massage

HE *Rosmarinus officinalis camphoriferum* (romarin à camphre) 5 ml
HE *Mentha piperita* (menthe poivrée) 1 ml
HE *Thymus vulgaris paracymeniferum* (thym à paracymène) 2 ml
HV Macadamia qsp 30 ml
En mélange dans un flacon.
Appliquer en frictions énergétiques avant l'effort, puis en massage profond après l'effort.

Après l'entraînement (si douleurs musculaires)

🜋 La formule du pharmacien / Massage

HE *Lavandula burnatii* (lavandin) 5 ml
HE *Lavandula cineolifera* (lavande aspic) 5 ml
HE *Gaultheria procumbens* (gaulthérie) 5 ml
HV Arnica qsp 30 ml

Appliquer quelques gouttes en massage profond sur les parties sensibles.

Pourquoi ces formules ?

- Romarin à camphre : tonique musculaire et circulatoire, antalgique ; contre les crampes musculaires, les entorses, les tendinites
- Menthe : tonique, stimulante+++
- Thym à paracymène : antalgique (passe remarquablement la barrière cutanée)
- Lavande aspic : antalgique percutané et anti-inflammatoire
- Lavandin : décontractant musculaire, anti-inflammatoire, hypotensif+++ ; contre les crampes musculaires, la tachycardie
- Gaulthérie : contre les tendinites et les crampes (salicylate de méthyle)
- Macadamia : pénétrant, parfait pour le massage
- Arnica : décongestionnant, antitraumatique

LA CIRCULATION DU SANG

Le cœur envoie le sang jusqu'aux extrémités les plus éloignées de notre corps, le système veineux le ramène à lui. Et ça recommence inlassablement, des dizaines de fois par minute. Derrière cette simplicité apparente se profile un ensemble fabuleux d'organes, tous au service de ces autoroutes, routes et même sentiers empruntés par le sang. N'oublions pas que ce dernier nourrit, mais aussi draine, nettoie et apporte des informations à toutes nos cellules. Un raté ne passe pas inaperçu…

ACOUPHÈNES

J'ai les oreilles qui bourdonnent constamment depuis quelques jours. Je sais que j'ai un peu de tension, c'est peut-être lié.

Pourquoi ça bourdonne ?

Mystère. Dans certains cas, un traumatisme flagrant est à l'origine de cette véritable calamité, comme par exemple un concert de rock à 2 millions de décibels, une otite, une lésion ou un bouchon de cérumen.

Mais bien souvent, nul ne connaît la véritable cause de ce bourdonnement plus ou moins handicapant. Pourtant, ce fond sonore altère la qualité de vie de plus de 15 % de la population !

⌛ La formule express / Gouttes auriculaires

HE Cajeput 1 gtt
HE Citron 1 gtt

Appliquer localement 2 fois par jour : 1 coton imbibé de ces 2 gouttes diluées dans de l'eau tiède. Insérer dans le pavillon de l'oreille.

Pourquoi cette formule ?
♦ Cajeput : décongestionnant veineux++
♦ Citron : fluidifie le sang

> ### Encore plus d'efficacité
>
> Cure de ginkgo biloba sous forme de « phytostandard », associé à de l'olivier et de la petite pervenche, sous la même forme.

BLEUS (INTERNES ET EXTERNES, COUPS)

Que mettre sur une bosse, un bleu, après un coup ?

Qu'est-ce qu'un bleu ?

Une poche de sang qui se forme lorsqu'on se cogne. Toutes les chutes ou accidents conduisent à des bleus (hématomes), parfois très étendus. Ils sont douloureux car le sang fait pression sur les terminaisons nerveuses.

Dans la majorité des cas, ils se résorbent seuls, mais pour accélérer les choses, les huiles essentielles sont très utiles, surtout si les bleus sont fréquents (chutes répétées chez le jeune enfant ou le sportif par exemple), ou très étendus (accident).

Le réflexe / Voie externe

Hélichryse. Quelques gouttes pures sur la zone choquée.

⌛ La formule express / Voie externe

HE Laurier noble 5 ml
HE Hélichryse italienne 5 ml
En mélange dans un flacon.
Appliquer 4 à 6 gouttes 3 fois par jour pendant 3 jours si l'accident est récent, plusieurs semaines si le bleu est ancien.

Pourquoi cette formule ?
- Hélichryse : anticoagulante, antihématome exceptionnelle++++ ; efficace pour hématomes internes comme externes, récents ou anciens
- Laurier : antalgique puissant et anticoagulant

À faire

✓ Appliquer de la glace.

À ne pas faire

× Masser trop fort : ça fait mal !

COUPEROSE

J'ai des petites veines apparentes sur les joues, surtout quand il fait très chaud ou très froid, que faire ?

Pourquoi moi ?

Il y a des peaux « à couperose » : si la vôtre est claire, que vous avez entre 30 et 50 ans, vous êtes dans le mauvais camp et n'y pouvez rien. En revanche, certains facteurs déclenchants ou aggravants peuvent être évités (tabac, alcool, café, abus de médicaments dermatologiques à base de cortisone). D'autres sont nettement plus difficiles à maîtriser (grossesse, troubles digestifs, émotions) !

Le réflexe / Voie externe

Hélichryse. 10 gouttes dans le pot de crème pour le visage. Mélanger bien. Utiliser normalement.

Pourquoi cette huile essentielle ?
♦ Hélichryse : anticoagulante et anticouperose

À faire

- Protéger sa peau au quotidien par l'emploi de crèmes hydratantes et éventuellement antirougeurs, notamment en hiver.
- Apaiser les désordres hormonaux liés à la ménopause par un traitement naturel. Les bouffées de chaleur aggravent les troubles de la circulation.
- Utiliser comme crème de base un produit apaisant, décongestionnant. Pas de cosmétique parfumé ! Masquer les rougeurs avec un stick vert.

La circulation du sang \ **69**

✓ Limiter les aliments qui entraînent des rougeurs : épices, thé, café, repas copieux.

À ne pas faire

- S'exposer aux agressions climatiques : froid, vent, excès de soleil.
- Imposer à sa peau un changement brutal de température : grand froid dehors, appartement surchauffé, ou l'inverse, clim à fond en été et chaleur tropicale à l'extérieur. Vous ne pouvez rien faire pour le climat, mais ce qui se passe chez vous est sous votre contrôle. Dans l'ensemble, mieux vaut de la fraîcheur que des températures sauna.
- Utiliser des cosmétiques inadaptés. Les produits de mauvaise qualité, les lotions alcoolisées et les gommages sont à éviter.
- Se laver avec du savon et de l'eau trop calcaire. Mieux vaut un pain de toilette et une eau thermale, ou encore un lait sans rinçage (suivi quand même d'un pschitt d'eau thermale !). Terminer par un masque apaisant et hydratant.

ESCARRES

Mon père, 90 ans, est cloué au lit depuis 3 semaines et souffre d'escarres. Que puis-je faire pour le soulager ?

Comment les escarres s'installent ?

Les escarres sont hélas fréquentes. Elles touchent les personnes paralysées ou alitées, de tout âge, qui ne peuvent bouger. Les parties du corps en contact permanent avec une surface (lit, fauteuil roulant…) sont comprimées : si on ne change pas de position, les vaisseaux sanguins ne les irriguent plus. Résultat : la peau n'est pas renouvelée, elle s'enflamme et meurt, ce qui provoque des douleurs. Tout commence par une simple rougeur cutanée, puis se poursuit par un œdème et une nécrose de la peau. À force, les muscles sont eux aussi abîmés, puis le tissu graisseux subit le même sort. Les lésions apparaissent aux points de contact, c'est-à-dire généralement aux fesses, au dos et aux talons.

Le réflexe / Voie externe

Lavande. En application locale pure 2 fois par jour.

🛈 La formule du pharmacien / Voie externe

HE *Laurus nobilis* (laurier noble) 4 ml
HE *Lavandula angustifolia* (lavande) 2 ml
HE *Helichrysum italicum* (hélichryse italienne) 3 ml
HE *Pistacia lentiscus* (lentisque pistachier) 2 ml
Argile 30 mg
HV Rose musquée qsp 30 ml

En mélange dans un flacon.

Quelques gouttes en application locale, puis recouvrir d'une gaze, 2 fois par jour jusqu'à guérison totale.

Pourquoi cette formule ?

- Laurier : anti-infectieux, antalgique puissant ; contre les ulcères+++
- Lavande : antalgique++, anti-infectieuse, cicatrisante+ ; contre les ulcères variqueux, les escarres

- Hélichryse : anti-inflammatoire++, antalgique+, antiseptique+ ; contre les ulcères variqueux
- Lentisque : décongestionnant veineux et lymphatique+++ ; contre les varices, les ulcères variqueux
- Rose musquée : régénératrice du tissu cutané
- Argile : évacue les toxines, accélère la régénération et la cicatrisation, assainit les tissus lésés

Escarres ou ulcères, mêmes réponses en aromathérapie

Les escarres siègent le plus souvent aux points de contact avec la literie, et concernent les malades alités depuis longtemps. Tandis que les ulcères variqueux correspondent à des plaies près des varices, plutôt sur les jambes. Dans les deux cas la solution aroma est la même.

À faire

- ✓ Changer la position de la personne alitée le plus souvent possible (tous les ¼ d'heure dans l'idéal). Masser les zones de contact.
- ✓ Toujours choisir des textiles naturels : draps en coton, pas de vêtements synthétiques.
- ✓ La toilette doit être quotidienne (*a minima*), impeccable et suivie d'un séchage soigneux.

À ne pas faire

- ✗ Laisser une personne immobile dans son humidité. Il est impératif, par exemple, de changer les draps mouillés, y compris par la transpiration.
- ✗ Utiliser des textiles râpeux ou fibreux.

HÉMORROÏDES

J'ai des boules douloureuses autour de l'anus, je les sens quand je passe mes doigts. Cela me fait très mal lorsque je vais à la selle, et même quand je m'assois au volant de ma voiture ou au bureau pour travailler.

À quoi servent les hémorroïdes ?

Les hémorroïdes sont des veines situées à l'intérieur de l'anus. Leur rôle est de se gorger de sang afin de maintenir une parfaite étanchéité de l'anus. Leur présence est donc normale et, tant qu'elles ne font pas souffrir, nous ne nous en occupons pas. Mais lorsqu'elles se dilatent de façon excessive, jusqu'à éventuellement sortir de leur territoire, elles font mal, peuvent saigner. Aller à la selle tourne au cauchemar. En général, il s'agit de « petite crise hémorroïdaire », due à des abus alimentaires ou à une constipation passagère. Dans certains cas, c'est une urgence qui se termine au bloc opératoire de l'hôpital le plus proche.

Le réflexe / Voie orale

Cyprès. Avaler 2 gouttes dans une cuillère à café de miel 2 fois par jour.

⧖ La formule express / Voie externe

HE Ciste 5 ml
HE Patchouli 5 ml
HE Géranium bourbon 2 ml
HE Niaouli 2 ml
HV Calophylle 6 ml
HV Millepertuis qsp 30 ml

La circulation du sang \ 73

En mélange dans un flacon.
Appliquer quelques gouttes de ce mélange avec une grande douceur, localement, du bout des doigts, 3 fois par jour jusqu'à guérison complète.

Associer :

La formule du pharmacien / Voie orale

HE *Cupressus sempervirens* (cyprès) 25 mg
HE *Santalum album* (santal) 25 mg
Pour 1 gélule n° 30
Prendre 2 gélules à chaque repas pendant 5 jours.

Pourquoi ces formules ?
- Ciste : antihémorragique puissant, cicatrisant
- Cyprès : décongestionnant veineux ; contre les hémorroïdes externes et internes
- Santal : décongestionnant veineux+++ ; contre les hémorroïdes
- Patchouli : phlébotonique+++, décongestionnant ; contre les hémorroïdes externes et internes
- Géranium bourbon : phlébotonique++ ; contre les démangeaisons hémorroïdaires+++
- Niaouli : décongestionnant veineux, protecteur cutané ; contre les hémorroïdes hémorragiques

À faire

✓ Du sport : la sédentarité expose lentement mais sûrement à la crise hémorroïdaire. Le sport renforce tous les muscles, y compris ceux du rectum.
✓ Pour prévenir les crises, réglez les problèmes de constipation ou de diarrhée. Buvez beaucoup d'eau et mangez des aliments riches en fibres « dures » (fruits, légumes, céréales complètes).

✓ Se détendre : les crises hémorroïdaires sont plus fréquentes chez les anxieux et les angoissés.

À ne pas faire

- ✗ De l'équitation et de la moto, tant en prévention que pendant la crise (vous n'en aurez d'ailleurs sans doute guère envie !).
- ✗ Abuser des aliments déclencheurs : épices, alcool, café, poivre, aliments lourds et gras.
- ✗ Prendre des laxatifs. Ils affaiblissent les muscles de la paroi rectale protégeant les veines hémorroïdaires.
- ✗ Pendant les crises, se méfier des aliments riches en fibres, car ces dernières sont rugueuses.

JAMBES LOURDES

J'ai les jambes lourdes, en été parce qu'il fait chaud, en hiver parce que mon bureau est très chauffé, chez moi parce que j'ai le chauffage par le sol. Tout le temps, quoi !

Pourquoi ça gonfle ?

Parce que le sang n'arrive pas à remonter vers le cœur : il reste « coincé » en bas. C'est fréquent, surtout chez les femmes en raison des « caprices » de leur circulation sanguine. Le problème est souvent aggravé et/ou provoqué par la station debout prolongée (vendeuse, serveuse, coiffeuse), la fatigue des voyages, le piétinement et la chaleur.

Le réflexe / Massage

Cyprès. Mélanger 2 gouttes à 20 gouttes d'huile végétale. Masser le bas des jambes de bas en haut.

⏳ La formule express / Massage

HE Cyprès 10 ml
HE Lavandin super 5 ml
HE Santal 5 ml
HV Millepertuis 30 ml
HV Macadamia qsp 60 ml
En mélange dans un flacon.

Appliquer quelques gouttes en massage appuyé des pieds et jambes, matin et soir. Le geste doit être doux et il faut toujours remonter des chevilles vers les genoux pour aider la circulation de retour.

Le réflexe / Voie orale

Cyprès. Avaler 2 gouttes dans une cuillère à café de miel 2 fois par jour.

Associer :

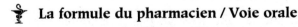 La formule du pharmacien / Voie orale

HE *Cupressus sempervirens* (cyprès) 15 mg
HE *Helichrysum italicum* (hélichryse italienne) 15 mg
HE *Pistacia lentiscus* (lentisque) 15 mg
Ess *Citrus limonum* (citron) 10 mg
Ess *Citrus aurantium zeste* (orange amère) 10 mg
Pour 1 gélule gastrorésistante n° 60
Avaler 1 gélule matin, midi et soir en cures de 20 jours.

Pourquoi ces formules ?

- Cyprès : vasoconstricteur veineux, tonique veineux, décongestionnant veineux et lymphatique+++ et restructurant de la paroi veineuse, cicatrisant ; contre les varices, les œdèmes des membres inférieurs+++
- Lavandin : anticoagulant léger, fluidifiant+
- Santal : décongestionnant lymphatique et veineux ; contre les varices
- Citron : vitamine PP facteur de protection capillaire, tonique veineux, fluidifiant sanguin
- Hélichryse : tonique de la circulation, anticoagulante ; contre la phlébite++, la paraphlébite+++, les varicosités, les pieds et mains froids
- Lentisque : décongestionnant veineux et lymphatique+++ ; contre les varices, les hémorroïdes, la thrombophlébite+++, les petites dilatations superficielles
- Orange amère : activatrice circulatoire+, anticoagulante, fluidifiante+

À faire

- ✓ Manger suffisamment de poisson, viande maigre, œufs, fruits de mer… (protéines, pour des veines fortes) et de fruits et légumes (potassium : antisodium = anti-rétention d'eau).
- ✓ Bouger : une bonne sangle abdominale et des jambes musclées sont indispensables.
- ✓ Porter des bas de contention en cas de station debout ou assise prolongée, donc au quotidien pour certaines professions.

La circulation du sang

- ✓ Porter des bas de contention en cas de vol de plusieurs heures (avion).
- ✓ Boire beaucoup d'eau, de préférence peu minéralisée (Evian, Mont-Roucous…).

À ne pas faire

- ✗ Manger trop salé ou trop gras.
  Croire que marcher ¼ d'heure par jour suffit comme « exercice physique » ; certes c'est mieux que rien, mais en dessous du seuil de ½ heure à 1 heure de vraie marche par jour, vous n'obtiendrez pas d'effet.
- ✗ Croiser les jambes.
- ✗ Rester assis toute la journée.
- ✗ Croire qu'on est exempté de chaussettes de contention si on est un homme : certains modèles sont conçus exprès pour vous. Ne les boudez pas et personne ne vous oblige à crier sur les toits que vous en portez : ça ne se voit ABSOLUMENT pas.

MAUVAISE CIRCULATION AUX EXTRÉMITÉS (SYNDROME DE RAYNAUD)

J'ai souvent froid aux jambes, aux pieds et aux mains.

Pourquoi c'est impressionnant ?

Parce que cette affection circulatoire est très brusque, et qu'il suffit de passer près d'un courant d'air froid pour que d'un coup un ou plusieurs doigts soient privés de sang. Ils deviennent tout blancs, puis retrouvent leur couleur ensuite. Malgré le caractère vraiment pénible de l'affection, le syndrome de Raynaud n'est pas grave.

Le réflexe / Voie externe

Hélichryse. Quelques gouttes en application locale pure.

⌛ La formule express / Voie externe

HE Hélichryse italienne 5 ml
HE Romarin à camphre 5 ml
HV Macadamia 50 ml

En mélange dans un flacon.

Quelques gouttes en application locale, matin et soir sur les zones concernées.

Pourquoi cette formule ?
- Romarin à camphre : décongestionnant veineux
- Hélichryse : tonique de la circulation++

À faire

- ✓ Tout faire pour faciliter la circulation du sang.
- ✓ Frictionner ses doigts et orteils, par exemple sous une couverture ou un plaid, mais pas sur un radiateur ni trop près d'un feu de cheminée.
- ✓ Éviter le froid (se protéger les mains en hiver, ne pas les laisser tremper dans l'eau froide pendant de longues minutes), et même ne pas s'attarder aux rayons « surgelés » du supermarché. Y envoyer son gentil mari (car ce sont en général les femmes de + de 40 ans qui sont touchées).

À ne pas faire

- ✗ Brusquer ses extrémités. Les soumettre à des bains de pieds bouillants parce qu'ils sont glacés ne mène à rien, sauf à l'aggravation des troubles.

- **×** Porter des sacs qui « scient » les doigts, ou des charges lourdes avec des cordes.
- **×** S'exposer aux émotions vives si on peut les éviter : elles peuvent déclencher une crise.

MIGRAINE ET MAUX DE TÊTE

J'ai mal à la tête, d'un seul côté en général, avec des nausées, j'ai aussi mal à la tempe, à l'œil. Enfin toute cette partie, là. Le bruit et la lumière empirent mes douleurs.

Quelle différence entre une migraine et un mal de tête « normal » ?

Comme son nom l'indique, la migraine ne touche souvent qu'un côté de la tête (« mi »), même si ceci n'est que théorique puisque dans près de la moitié des cas, la douleur finit par prendre possession de l'ensemble de la tête. Elle peut se répéter régulièrement, s'accompagner de nausées, etc. C'est un mal de tête « compliqué » en quelque sorte. Nos formules aux huiles essentielles « marchent » aussi bien pour les maux de tête légers que pour les migraines carabinées. Les essayer, c'est les adopter. Leur « + » : elles détendent et parviennent à prévenir le mal de tête. Prenez-les autant que possible en début de migraine ou pour l'éviter, suite à un facteur déclenchant, comme un repas lourd par exemple, ou un stress.

Le réflexe / Voie externe

Menthe. Quelques gouttes pures en application locale (tempes, front). Lavez-vous les mains tout de suite après pour ne pas risquer de mettre de menthe dans vos yeux. Aïe !

⏳ La formule express / Massage

HE Menthe poivrée 5 ml
HE Menthe des champs 5 ml
HE Lavande vraie 5 ml
HE Gaulthérie 5 ml
HV Macadamia 10 ml

En mélange dans un flacon.

Masser le front et les tempes avec quelques gouttes de la formule. Pas trop près des yeux surtout ! À renouveler si nécessaire toutes les demi-heures. Effet antidouleur immédiat.

Le réflexe / Voie orale

Menthe. 1 goutte dans une cuillère à café de miel plongée dans une tasse de thé si vous voulez.

⚕ La formule du pharmacien / Voie orale

HE *Chamaemellum nobile* (camomille romaine) 25 mg
HE *Lavandula angustifolia* (lavande vraie) 25 mg
HE *Melissa officinalis* (mélisse) 25 mg
Pour 1 gélule n° 30

Avaler 1 gélule 3 ou 4 fois dans la journée.

Pourquoi ces formules ?

- Menthes : antalgiques, anesthésiantes+++ ; contre les maux de tête congestifs, les migraines, les céphalées +++
- Lavande : antalgique++, anti-inflammatoire, hypotensive+++
- Gaulthérie : antispasmodique+++, vasodilatatrice+, anti-inflammatoire+++ ; contre les céphalées hépatiques et circulatoires

La circulation du sang \ **81**

- Camomille : anti-inflammatoire++, antispasmodique, calmante du système nerveux+++ ; contre les névrites, les névralgies+
- Mélisse : en cas de migraines dues à une mauvaise digestion

À faire

- ✓ Appliquer du froid autour du front (glaçons entourés de tissu, par exemple).
- ✓ Agir dès l'apparition des premiers signes. Vous savez très bien que ça ne « passera pas » tout seul.
- ✓ Hors douleur, pratiquer un sport. Surtout la natation ou les étirements. Une majorité des maux de tête sont à imputer à des crispations musculaires dues à de mauvaises positions ou à un stress. Le sport mate les deux.
- ✓ Dormir suffisamment. Mais pas trop !
- ✓ Analyser les facteurs déclenchants : un aliment provoque-t-il systématiquement une crise douloureuse ? Si oui, éliminez-le. Hélas le chocolat est souvent en cause, les noix aussi…

À ne pas faire

- ✗ Un effort musculaire pendant une crise douloureuse.
- ✗ S'avachir, se tenir mal, dormir sur des montagnes d'oreillers.
- ✗ Évoluer dans des volutes d'odeurs fortes (parfum, tabac, désodorisant à wc).
- ✗ Fumer. Boire trop d'alcool.
- ✗ Boire trop de café (une tasse peut, à l'inverse, calmer un mal de tête).

82 / *Les huiles essentielles, ça marche !*

- S'exposer au bruit ou à la lumière éclatante.
- Manger des glaces. Si le froid fait du bien à l'extérieur (front), il peut faire du mal à l'intérieur.
- Avaler régulièrement de l'aspirine ou des « anti-douleur » quelconques. Si vous souffrez régulièrement, il y a un problème, il faut le trouver.

ŒDÈME, RÉTENTION D'EAU

J'ai les jambes ou les doigts qui gonflent, mes chevilles ont doublé de volume. Ma mère avait tendance aussi à se plaindre de ses doigts boudinés dès les premiers mois d'été.

Pourquoi l'eau stagne ?

Telle mère telle fille, puisqu'il s'agit souvent d'une plainte féminine. Une vie quotidienne trop sédentaire, une alimentation trop salée et/ou un tabagisme avéré aggravent le tout.

Le réflexe / Voie externe

Cèdre. 5 gouttes dans une cuillère à soupe d'huile végétale. À appliquer localement en massages.

⌛ La formule express / Massage

HE Cèdre 1 ml
HE Palmarosa 1 ml
HE Genévrier de Virginie 1 ml
HE Géranium 1 ml
HV Calophylle 8 ml
HV Macadamia qsp 30 ml

La circulation du sang \ **83**

En mélange dans un flacon.

Quelques gouttes en massage profond sur les zones disgracieuses matin et soir. Ce geste favorise l'élimination de l'eau dans les tissus, redonne un aspect lisse et ferme à la peau. Cette formule est appropriée pour le drainage lymphatique.

Pourquoi cette formule ?

- Palmarosa : draineur lymphatique
- Cèdre : tonique lymphatique++ et veineux ; contre les œdèmes des membres inférieurs+++
- Géranium : excellent tonique, régénérant cutané, lymphotonique++
- Genévrier : décongestionnant veineux, phlébotonique++

À faire

- Boire de l'eau peu minéralisée (Cristalline, Mont-Roucous…). Ne craignez pas de gonfler encore plus : c'est l'inverse qui va se passer ! Sauf exception, inutile cependant de dépasser le litre par jour.
- Demander au médecin si votre pilule n'est pas trop dosée en œstrogènes.

À ne pas faire

- Abuser du sel et du sucre.
- Stagner : il faut bouger pour aider le sang à circuler ! Tout mouvement dans l'eau est recommandé : grâce au phénomène d'osmose, l'eau extérieure attire l'eau intérieure (la vôtre). Pensez natation, marche au bord de la plage les pieds dans l'eau (jusqu'aux mollets !), aquagym, thalassothérapie, thermalisme…

PHLÉBITE

Je vais devoir me faire opérer des veines des jambes car elles sont apparentes et douloureuses. Y a-t-il une autre solution ?

C'est quoi exactement ?

Le mot « phlébite » signifie : « inflammation des veines ». On devrait plutôt dire « thrombophlébite », pour désigner le caillot, objet du litige susceptible de représenter un grand danger selon l'endroit où il se trouve. S'il bloque une veine superficielle, ce n'est pas dramatique, s'il se loge dans une artère pulmonaire, l'issue peut être fatale. La formule suivante ne concerne que les phlébites « esthétiques », et mieux vaut consulter votre médecin dans tous les cas.

Le réflexe / Voie orale

Cyprès. Avaler 2 gouttes dans une petite cuillère de miel 2 fois par jour.

La formule express / Massage

HE Cyprès 2 ml
HE Lavandin 2 ml
HE Romarin à camphre 2 ml
HE Hélichryse italienne 2 ml
HE Menthe poivrée) 1 ml
HV Millepertuis 30 ml
HV Calophylle qsp 60 ml

En mélange dans un flacon.

Appliquer quelques gouttes de ce mélange en massage doux, en remontant des chevilles vers les cuisses, matin et soir.

La circulation du sang \ 85

Pourquoi cette formule ?
- Cyprès : décongestionnant veineux et lymphatique+++ ; contre les varices et œdèmes des membres inférieurs
- Lavandin : anticoagulant léger, fluidifiant+
- Romarin à camphre : décongestionnant veineux
- Hélichryse : anticoagulante, antiphlébitique, lymphotonique++ ; contre la phlébite++, la paraphlébite+++
- Menthe : anesthésiante+++, antalgique

À faire

- Se masser **tous les jours**.
- Tout mettre en œuvre pour améliorer votre circulation : marcher, surélever vos pieds lorsque vous êtes allongé, ne jamais laisser passer un jour sans (auto)massage aux huiles essentielles, ne jamais faire de longs trajets en voiture sans marcher un peu, toujours terminer sa douche par un jet plus frais partant des pieds et remontant vers les cuisses, etc.
- Adopter une alimentation santé (régime crétois, Okinawa, Portfolio…), dont les bons gras fluidifient le sang.

À ne pas faire

- Prendre la pilule si vous avez des antécédents de phlébite ou, encore pire, si vous fumez.
- Fumer.
- Prendre l'avion (long trajet) sans bas ni chaussettes de contention (en pharmacie). C'est TRÈS important.

Reportez-vous aussi à « Jambes lourdes », p. 74.

LA DIGESTION

Le ventre est un univers à lui seul. Sa tâche est l'une des plus importantes de toutes : prendre en charge les aliments pour les transformer en énergie et en matériaux de construction de réparation, de colmatage. Il fait les trois huit : même la nuit, il n'arrête pas. C'est donc normal qu'il ait des revendications et des états d'âme. Ajoutez que le ventre est un grand sensible, timide et au sens de l'humour très limité, vous comprendrez qu'il a horreur des surprises (même des bonnes) et qu'il apprécierait bien que vous fassiez un peu plus attention à ce que vous enfournez dans votre bouche.

AÉROPHAGIE (FLATULENCES, BALLONNEMENTS)

J'ai des gaz, le ventre comme un ballon, je fais des rots, j'ai l'estomac dilaté, je suis obligé de desserrer ma ceinture.

Pourquoi on gonfle ?

Dans la majorité des cas, les gaz sont dus à des aliments incomplètement digérés. Souvent riches en sucres ou en fibres qui, en fermentant, produisent des gaz. Mais bien d'autres facteurs nutritionnels peuvent jouer un rôle : boissons gazeuses, menu trop riche en protéines/graisses, légumes renfermant des composés naturellement peu digestes, faux sucres, intolérances alimentaires... Même le stress est responsable de ballonnements, car il empêche de digérer correctement !

Le réflexe / Voie orale

Basilic exotique. 1 goutte sur un petit sucre à avaler après chaque repas.

⚕ La formule du pharmacien / Voie orale

HE *Ocimum basilicum* (basilic exotique) 10 mg
HE *Mentha piperita* (menthe poivrée) 10 mg
HE *Illicium verum* (anis étoilé) 10 mg
HE *Cuminum cyminum* (cumin) 10 mg
HE *Citrus limon* (citron) 10 mg
Pour 1 gélule n° 30
Prendre 1 gélule après chaque repas.

Pourquoi cette formule ?

- Cumin : favorise la sécrétion biliaire, antispasmodique+, aide à digérer+++
- Menthe : stimule le tonus des muscles lisses du système digestif, carminative
- Anis étoilé : antispasmodique+++ ; contre l'aérophagie, la fermentation intestinale. **Attention ! Cette huile essentielle ne convient pas aux femmes enceintes.**

La digestion \ **89**

- Citron : carminatif+, stomachique ; contre les gaz intestinaux
- Basilic : antispasmodique puissant ; contre l'aérophagie+++ et les spasmes gastro-entériques

Toutes ces huiles essentielles facilitent la digestion en régulant la production, la sécrétion des sucs gastriques et le travail intestinal.

À faire

- ✓ Cuire suffisamment tous les aliments à base de céréales (pâtes, gâteaux, pain, crêpes, riz…).
- ✓ Jeter la première eau de cuisson ou l'eau de trempage des aliments « à risques ». Ce « truc » est particulièrement connu pour les choux.
- ✓ Surveiller sa consommation de légumes secs (haricots notamment), de choux, d'oignons, de châtaignes, de bananes.
- ✓ Mâcher longuement : plus un aliment est ensalivé, mieux il sera digéré.

À ne pas faire

- ✗ Insister : si on digère mal certains aliments, il y a peu de chances pour que ça s'arrange.
- ✗ Manger vite, dans le stress, debout.
- ✗ Avaler des aliments que personne ne peut digérer : préparations industrielles bourrées de gras et d'additifs, tous les produits comportant des faux sucres (certaines personnes les tolèrent mieux que d'autres).

CALCULS BILIAIRES

J'ai fait des crises de colique hépatique. Mon médecin m'a dit que j'avais des petits calculs.

Pourquoi ça fait mal ?

Les calculs sont des sortes de petits cailloux qui s'installent dans la vésicule biliaire. Or, elle n'est pas du tout conçue pour cela ! Lorsque les « cailloux » bouchent les canaux qui relient la vésicule biliaire au tube digestif, c'est la crise : la colique hépatique.

Le réflexe / Voie orale

Genévrier. 2 gouttes dans une cuillère à café de miel à avaler 3 fois par jour.

La formule du pharmacien / Voie orale

HE *Juniperus communis* (genévrier à terpinéol) 40 mg
HE *Thymus satureoides* (thym à bornéol et carvacrol) 30 mg
HE *Melaleuca quinquenervia* (niaouli) 10 mg
Pour 1 gélule n° 120
Prendre 2 gélules 3 fois par jour pendant 20 jours maximum.

Pourquoi cette formule ?
- Genévrier : antilithiasique+++ ; contre les lithiases biliaire+++ et rénale++
- Thym satureoïde : dissout les calculs. **Attention ! à utiliser très modérément et pendant de courtes périodes.**
- Niaouli : contre la lithiase biliaire

À faire

- ✓ Perdre du poids si besoin. DOUCEMENT. Le surpoids peut provoquer des calculs, mais un régime trop drastique aussi.
- ✓ Adopter l'alimentation anticholestérol (c'est lui qui se transforme en « cailloux ») voir p. 190.
- ✓ Boire beaucoup d'eau.

À ne pas faire

- ✗ S'attabler pour des repas pantagruéliques. Mieux vaut manger plus souvent mais moins. Surtout moins.

COLITE (INFECTIEUSE, VIRALE)

J'ai comme des crampes dans l'intestin, des douleurs violentes, et en plus je souffre de diarrhées depuis quelques jours.

Pourquoi ça donne la diarrhée ?

Parce que des bactéries se sont multipliées dans l'intestin et que l'organisme s'efforce de les éliminer. Un réflexe de sauvegarde salutaire, même s'il est épuisant ! Les responsables de tout ce chambardement peuvent être des germes (salmonelles, colibacilles…), des virus (gastro-entérite) ou des parasites (amibes). L'eau contaminée est un vecteur courant d'infection intestinale, surtout dans les pays chauds. Mais on peut aussi très bien avaler des aliments infectés, ou simplement être en contact avec des personnes atteintes.

Le réflexe / Voie orale

Cannelle. 2 gouttes dans une cuillère à café de miel à avaler 3 fois par jour.

La formule du pharmacien / Voie orale

HE *Satureja montana* (sarriette des montagnes) 10 mg
HE *Ocimum basilicum* (basilic) 10 mg
HE *Lavandula latifolia* (lavande aspic) 10 mg
HE *Cinnamomum cassia* (cannelle de Chine) 10 mg
HE *Citrus aurantium* (néroli - fleurs) 10 mg
Pour 1 gélule n° 30
Prendre 1 gélule aux 3 repas pendant 6 à 8 jours.

Pourquoi cette formule ?
- Sarriette : anti-infectieuse majeure, antibactérienne+ ; contre l'entérocolite
- Basilic : antispasmodique puissant+++ ; contre la colite spasmodique+++ et l'entérocolite virale
- Lavande aspic : antivirale+++ ; contre l'entérocolite virale
- Cannelle de Chine : contre l'entérocolite infectieuse et spasmodique
- Néroli : contre l'entérocolite bactérienne et parasitaire+++

À faire

- Une cure de probiotiques.
- Attendre que ça passe en se traitant avec les huiles essentielles.
- Boire beaucoup d'eau pour éliminer plus vite les germes.

À ne pas faire

× Prendre des antidiarrhéiques. Il faut éliminer les germes : si ce n'est par ce biais, comment vont-ils sortir ? (sauf prescription médicale, bien sûr).

COLITE (SPASMODIQUE, INFLAMMATOIRE)

J'ai régulièrement/constamment des douleurs dans le ventre, et particulièrement le matin après mon petit déjeuner. Je prends un médicament antispasmodique qui me calme sur le moment mais ça revient vite.

Pourquoi ça fait mal ?

On surnomme la colite la « crise de larmes intestinale ». Voilà qui veut tout dire... La colite fait mal parce que l'intestin du colitique ne supporte rien ou presque, et qu'il se rebelle « violemment » en se contractant. La colite *spasmodique* a beau perturber la vie quotidienne, l'intestin lui-même n'est en général pas abîmé (au moins au début). Avec la colite *inflammatoire* (maladie de Crohn, rectocolite hémorragique), les choses sont nettement plus délicates. Dans un cas comme dans l'autre, cette formule aux huiles essentielles est conçue sur mesure.

Le réflexe / Voie orale

Estragon. 2 gouttes sur un sucre ou du miel à avaler à la fin de chaque repas.

La formule du pharmacien / Voie orale

HE *Eugenia caryophyllus* (giroflier) 10 mg
HE *Artemisia dracunculus* (estragon) 10 mg
HE *Cinnamomum cassia* (cannelle de Chine) 10 mg
HE *Foeniculum vulgare* (fenouil doux) 10 mg
HE *Mentha citrata* (menthe bergamote) 10 mg
Pour 1 gélule n° 90

Prendre 3 gélules par jour aux repas pendant 10 jours, puis arrêter 10 jours, puis reprendre 10 jours, etc. pendant 2 ou 3 cures.

Pourquoi cette formule ?
Ces 5 huiles essentielles sont efficaces contre les colites inflammatoires ET spasmodiques +++

À faire

- ✓ Une cure de probiotiques.
- ✓ SE DÉTENDRE ! Le stress aggrave la colite.
- ✓ Attention aux aliments qui peuvent « irriter » votre intestin : graisses, choux, concombre, artichaut, féculent, vin blanc.
- ✓ Mâcher le plus possible.
- ✓ Faire cuire légèrement les fruits consommés en dessert. En dehors des repas, les fruits crus passent souvent mieux. Mais pas toujours…

À ne pas faire

- ✗ Fumer, surtout à table.
- ✗ Consommer des boissons gazeuses, surtout à table.
- ✗ Ruminer (mâcher du chewing-gum) toute la journée.

DIARRHÉES

Depuis ce matin, j'ai eu plusieurs diarrhées (au cours d'un traitement antibiotique ou lors d'une « épidémie intestinale »).

Pourquoi d'un coup on peut avoir la diarrhée ?

Soit parce qu'on a « attrapé un virus » dont le corps cherche à se débarrasser, soit parce qu'un élément a perturbé fortement la flore intestinale (antibiotiques, stress). Dans tous les cas, ce n'est pas grave, à condition que le symptôme ne dure pas, évidemment... Les brûlures d'estomac sont une cause classique et méconnue de diarrhée, d'autant que les médicaments antiacides sont laxatifs. Raison de plus pour ne pas utiliser ce genre de produits et faire appel aux huiles essentielles (voir « Estomac »).

Le réflexe / Voie orale

Origan. 2 gouttes sur un sucre à avaler à chaque fin de repas.

La formule du pharmacien / Voie orale

HE *Satureja montana* (sarriette des montagnes) 25 mg
HE *Origanum compactum* (origan) 25 mg
HE *Cinnamomum cassia* (cannelle de Chine) 25 mg
HE *Ocimum basilicum* (basilic exotique) 25 mg
Pour 1 gélule n° 30
Prendre 1 gélule aux 3 repas jusqu'à guérison.

Pourquoi cette formule ?
- Sarriette : anti-infectieuse majeure ; contre l'entérite
- Origan : anti-infectieux oro-intestinal puissant et à large spectre d'action ; contre l'entérocolite, les dysenteries+++++
- Cannelle : antibactérienne à très large spectre d'action ; elle est aussi efficace contre les diarrhées d'origine nerveuse que d'origine bactérienne
- Basilic : antispasmodique puissant++++, anti-infectieux

Encore plus d'efficacité

Faites une cure de probiotiques pour rétablir votre flore intestinale, surtout si vous prenez ou avez pris un traitement antibiotique. Les probiotiques sont des bactéries « amies » aident la flore intestinale protectrice à se reformer. C'est essentiel pour ne pas laisser s'installer un déséquilibre de l'écologie intestinale, lui-même à l'origine de nombreuses affections, d'une baisse immunitaire… et donc à la reprise d'antibiotiques.

À faire

- Boire des litres d'eau et/ou de tisane, de bouillon léger. La déshydratation est le risque majeur des diarrhées.
- Rajouter un peu de sel dans votre alimentation (pour une fois !).
- Manger du riz et, si vous en avez le courage, boire son eau de cuisson.

À ne pas faire

- ✗ Prendre des antidiarrhéiques (sauf exception).
- ✗ Boire du café (même décaféiné).
- ✗ Manger gras.

DIGESTION LENTE

Je mets un temps fou à digérer un malheureux steak haricots verts, je garde un poids sur l'estomac pendant des heures après n'importe quel repas. Et pour couronner le tout, je suis systématiquement épuisé après manger.

Pourquoi ça fatigue ?

Parce que vous avalez des aliments qui dépassent vos capacités digestives, soit en quantité, soit en qualité, soit les deux. Or, la digestion étant la priorité du corps, elle passe avant tout : il ne reste que bien peu d'énergie pour faire autre chose. À part dormir peut-être…

Le réflexe / Voie orale

Citron. 1 goutte dans une boisson chaude après les repas.

⌛ La formule express / Voie orale

HE Matricaire 5 ml
HE Sarriette 5 ml
HE Citron 5 ml

En mélange dans un flacon.

Avaler 1 goutte du mélange dans une boisson chaude après les repas, de préférence dans une infusion de verveine ou de menthe.

Pourquoi cette formule ?

- Matricaire : contre les crampes gastriques et intestinales
- Sarriette : digestive, antispasmodique, carminative ; contre l'atonie gastro-intestinale (fermentations, digestion difficile)
- Citron : favorise les sécrétions digestives

Ces huiles essentielles régulent la production, la sécrétion des sucs gastriques et le travail intestinal.

À faire

- ✓ Alléger son alimentation, le gras est très long à digérer.
- ✓ Se supplémenter en enzymes digestives.
- ✓ Diversifier son alimentation. Le corps est routinier. Trop restreindre ses choix alimentaires peut inciter l'appareil digestif à la paresse.

À ne pas faire

- ✗ Maltraiter son tube digestif. Mangez comme un être sensé : repas normaux, assis, dans le calme.
- ✗ Croire que son estomac a des dents. C'est une erreur : elles sont là-haut, dans votre bouche. Elles servent précisément à mâcher, pour ne pas que votre pauvre estomac prenne en charge des morceaux entiers d'aliments. Dans ce cas, c'est plus long, et les sucs gastriques doivent être plus acides. Tout faux !

ESTOMAC (ACIDITÉ GASTRIQUE, DOULEURS)

Ça me brûle l'estomac, surtout après les repas mais pas seulement, et souvent j'ai des remontées acides dans la bouche.

Pourquoi ça brûle ?

Parce que l'estomac produit de grandes quantités d'acide chlorhydrique afin de réduire nos aliments en bouillie, pour pouvoir ensuite les digérer. Heureusement qu'il fabrique aussi une couche de « gel » protecteur, sinon il se digérerait lui-même ! Les problèmes commencent lorsqu'il y a un « trou » dans l'autoprotection de l'estomac, ou encore lorsque le suc gastrique remonte dans l'œsophage (reflux gastro-œsophagien). Nous subissons alors cette acidité féroce de plein fouet. En dehors de cette menace chimique, l'estomac possède toute une panoplie de moyens de pression pour nous faire souffrir. Crampes, spasmes, brûlures, dyspepsie, digestion interminable…

Le réflexe / Voie orale

Basilic. 2 gouttes dans une cuillère à café de miel à avaler 2 à 3 fois par jour.

☤ La formule du pharmacien / Voie orale

HE *Coriandrum sativum* (coriandre) 20 mg
HE *Chamaemellum nobile* (camomille romaine) 10 mg
HE *Ocimum basilicum* (basilic) 10 mg
HE *Mentha piperita* (menthe poivrée) 10 mg
HE *Origanum majorana* (marjolaine) 20 mg

→ HE *Lavandula angustifolia* (lavande vraie) 10 mg
Pour 1 gélule n° 30
Avaler 1 gélule 2 à 3 fois par jour après les repas.

Ou encore :

Demander à votre pharmacien de préparer une solution contenant 0,5 ml de chaque huile essentielle dans 27 ml de solubol. Verser alors 10 gouttes dans un verre d'eau 2 fois par jour après les repas pendant 10 jours. Puis arrêter pendant 5 jours et reprendre.

Pourquoi cette formule ?
- Coriandre : anti-inflammatoire++ ; contre la gastrite++
- Camomille : spécialiste des aigreurs d'estomac et antidouleur
- Basilic : antalgique++ ; contre les spasmes gastriques+++
- Menthe : stomachique et digestive, anesthésiante+++
- Marjolaine : digestive, stimulante gastrique ; contre les spasmes digestifs, l'hyperchlorhydrie (trop d'acide), les gastralgies (douleurs d'estomac)
- Lavande : contre les maux d'estomac d'origine nerveuse, tout comme la marjolaine

Toutes ces huiles essentielles présentent des propriétés antidouleur, antihémorragiques et cicatrisantes.

À faire

✓ Boire de l'eau de Vichy Saint-Yorre, dont les bicarbonates tamponnent aussi bien l'acidité que les médicaments antiacides, effets secondaires en moins.
✓ Manger du chou (cru) qui protège la muqueuse.

La digestion \ **101**

- ✓ Se détendre.
- ✓ Mâcher longuement. Moins on mâche, plus l'estomac redouble de travail et fabrique d'acide. Avec risques de brûlures à la clé.
- ✓ Lire les conseils « digestion lente » p. 97.

À ne pas faire

- ✗ Abuser des épices, de l'alcool, du café, des tomates, des fruits à pépins et à peau (sauf si vous ôtez les pépins et la peau !).
- ✗ Consommer trop de boissons gazeuses (la Vichy est une exception !).
- ✗ Manger (trop) gras.
- ✗ S'allonger après le repas. Il faut au moins que la tête soit plus haute que l'estomac. Pensez aux oreillers.

FOIE (DÉTOXICATION HÉPATIQUE, INSUFFISANCE HÉPATIQUE)

J'ai la langue chargée, je digère mal, je me sens lourd, je suis fatigué, je m'endors sitôt les repas terminés, j'ai un peu envie de vomir parfois, je ressens de vagues maux de tête.

Pourquoi une crise de foie épuise ?

Parce que cet organe vital s'occupe d'un nombre considérable de choses dans l'organisme. Lorsqu'il se sent mal, c'est tout le corps qui vacille. De plus, le foie est très robuste. S'il « craque », ça ne va pas du tout. L'organisme met souvent longtemps, parfois des mois, à se remettre d'une maladie de type hépatite. C'est normal.

Le réflexe / Voie orale

Citron. 2 gouttes dans une cuillère à café de miel à avaler à la fin de chaque repas.

⌛ La formule express / Voie orale

HE Citron 1 ml
HE Menthe poivrée 1 ml
HE Orange amère 1 ml
HE Céleri 1 ml
Labrafil 3 ml
Extrait fluide glycériné d'artichaut qsp 30 ml
En mélange dans un flacon.
Verser 50 gouttes dans un verre d'eau 3 fois par jour.

Pourquoi cette formule ?

- Céleri : draineur du foie et des reins++++
- Orange amère : contre l'hépatite, la congestion hépatobiliaire, l'insuffisance hépatique
- Menthe : contre les calculs hépatiques, la lithiase biliaire
- Citron : favorise les sécrétions de l'estomac, du foie et du pancréas
- Extrait fluide d'artichaut : plante majeure du foie ; alternez avec d'autres traitements de phytothérapie : chardon-marie, chrysanthellum, desmodium

À faire

✓ Les fruits, éventuellement légèrement cuits (mais sans sucre) et le riz apaisent.

La digestion \ 103

- ✓ Ménager son foie : son seuil de tolérance pour les plats gras est TRÈS bas et cela risque de durer un certain temps.
  Offrez-lui une assiette très « light » : pas de charcuterie, de chocolat, de viande grasse, de sauce, d'œuf jusqu'à ce qu'il vous en autorise à nouveau de PETITES quantités.
- ✓ Boire des citronnades « maison » (eau chaude ou froide + jus de citron), éventuellement sucrées au miel ou au sirop d'agave/d'érable. Plusieurs fois par jour !

À ne pas faire

- ✗ Imposer à son foie ses ennemis les plus cruels : l'alcool, le gras, le sucre.
- ✗ Brusquer son foie : s'il vous fait des misères, c'est qu'il est lui-même au bout du rouleau. Voilà trop longtemps que vous le malmenez : attendez sagement qu'il se remette.

HOQUET

J'ai souvent le hoquet.

Le réflexe / Voie orale

Estragon. 1 goutte sur un sucre. À renouveler si nécessaire.

⌛ La formule express / Voie orale

HE Estragon 1 gtt
HE Petit grain bigarade 1 gtt

104 / *Les huiles essentielles, ça marche !*

Sur un comprimé neutre.

Absorber en laissant fondre en bouche, et renouveler si nécessaire tous les ¼ d'heure.

Pourquoi cette formule ?

♦ Estragon : l'antispasmodique digestif par excellence
♦ Petit grain : antispasmodique+++ ; contre la dystonie neurovégétative+++ (déséquilibre nerveux)

À faire

✓ Manger calmement, sans faire de grands moulinets avec les bras, sans parler à un rythme effréné à table.

À ne pas faire

✗ Mettre la tête en bas en mangeant ou juste après le repas (laçage de chaussure, poirier…).

NAUSÉES

J'ai mangé dans un restaurant exotique hier soir, et j'ai des nausées accompagnées de douleurs spasmiques. Au secours !

D'où viennent les nausées ?

Lorsqu'un ou plusieurs convives d'une tablée souffrent de nausées, il y a certainement une origine toxique à rechercher dans le repas précédent. Ceci dit, certaines personnes tolèrent des additifs alimentaires, comme le glutamate (typique des restaurants asiatiques, mais de bien d'autres restaurants ou aliments !), d'autres non. Ce qui insupporte Jacques ne provoquera sans doute qu'une indifférence même pas teintée de dégoût chez Paul. Par exemple, un cheveu dans la bouche ou l'idée même d'une prise de sang à faire demain matin peuvent très bien déclencher une nausée chez Julie, alors qu'Erik, lui, ne tolère pas le moindre déplacement en voiture ou en bateau, ni… les œufs. À chacun ses nausées, mais la formule aux huiles essentielles est la même pour tous.

Le réflexe / Voie orale (ne convient pas aux femmes enceintes)

Menthe. 2 gouttes dans une cuillère à café de miel ou sur un comprimé neutre, plusieurs fois par jour jusqu'à amélioration.

Le réflexe / Voie orale (spécial femmes enceintes)

Citron ou camomille romaine ou lavande officinale ou estragon ou basilic ou gingembre. 1 goutte directement sous la langue, dans une cuillère à café de miel ou sur un comprimé neutre, 4 à 5 fois par jour si nécessaire jusqu'à amélioration. Vous pouvez commencer dès le matin à jeun.

Ces huiles essentielles ne présentent aucun risque pour la future maman ni pour le bébé.

⌛ La formule express / Voie orale (ne convient pas aux femmes enceintes)

HE Menthe poivrée 5 ml
HE Citron 5 ml
Solubol 5 ml

En mélange dans un flacon.
Prendre 2 gouttes de ce mélange dans un peu d'eau, à renouveler jusqu'à amélioration.

Pourquoi cette formule ?

- Menthe : stimulante digestive, hépatotonique, anti-vomitive et stomachique, neurotonique ; contre l'indigestion, le mal des transports
- Citron : stomachique, carminatif, calmant nerveux ; contre l'insuffisance digestive et hépatique+++

À faire

- ✓ La plupart des nausées simples cèdent lorsqu'on marche au grand air, sans bruit ni odeurs désagréables (parfums, tabac, pollution).
- ✓ Si les vôtres empirent quoi que vous fassiez, préparez-vous à vomir : votre corps cherche à évacuer quelque chose de toxique, et vous ne pourrez rien faire pour l'en empêcher.

À ne pas faire

- ✗ Vous faire vomir : les vomissements sont épuisants, très agressifs pour tout le tube digestif, et même pour les dents. Si c'est inévitable, attendez quand même le dernier moment. Ne vous forcez en aucun cas à vomir.
- ✗ S'inquiéter. En général, les nausées sont bien plus inconfortables que graves.

PARASITOSES INTESTINALES

Ça me gratte le nez et le derrière, le soir surtout. J'ai vu dans mes selles des petits filaments blancs.

OXYURES

Comment peut-on attraper ça ?

Rien de plus facile ! Les parasites pullulent à la surface de la terre, et on peut fort bien avaler des larves de vers sans s'en rendre compte (surtout dans les pays chauds, mais pas uniquement, loin s'en faut). Ils grandissent ensuite tranquillement dans l'intestin, parfait milieu leur apportant confort, sécurité et, bien sûr, nourriture. Il faut s'en débarrasser car les vers provoquent de nombreux troubles, notamment une fatigue tenace ; songez qu'ils détournent une partie de notre nourriture à leur profit. Ils vivent à nos dépens. Dehors, ouste !

⚕ La formule du pharmacien / Voie rectale

HE *Chamaemellum nobile* (camomille romaine) 30 mg
HE *Thymus satureoïdes* (thym à bornéol et carvacrol) 10 mg
Pour 1 suppositoire de 2 g n° 12

Administrer 1 suppositoire par jour pendant 3 jours et renouveler 2 fois. Choisir pour ce traitement les périodes correspondant à des jours de pleine lune et des jours sans lune. Ex : première prise lundi 3 (pleine lune), deuxième prise lundi 17 (pas de lune).

Associer :

⧗ La formule express / Voie orale

HA Camomille romaine 75 ml
HA Lavande vraie 75 ml
En mélange dans un flacon.

Prendre 1 cuillère à café matin et soir pendant 8 jours à chaque changement de lune + ajouter 1 capsule d'ail désodorisé. Choisir de préférence pour ce traitement les périodes correspondant à des jours de pleine lune et des jours sans lune. Ex : première prise lundi 3 (pleine lune), deuxième prise lundi 17 (pas de lune).

> **Attention ! Il s'agit bien d'HA (hydrolats) et non d'HE (huiles essentielles) !**

ASCARIS

Mêmes manifestations que pour les oxyures, mais j'ai remarqué dans mes selles des petits vers blancs en forme de lentilles. Comme des petites soucoupes blanches effilées aux extrémités.

Le réflexe / voie orale

Ail. Avaler 2 gouttes dans une cuillère à café de miel 2 fois par jour.

☤ La formule du pharmacien / Voie rectale

HE *Thymus satureoides* (thym saturéoïde) 50 mg
HE *Melaleuca alternifolia* (arbre à thé) 50 mg
HE *Thymus linaloliferum* (thym à linalol) 50 mg
HE *Chamaemelum nobile* (camomille romaine) 50 mg
Pour 1 suppositoire de 2 g n° 12

Administrer 1 suppositoire par jour pendant 3 jours à renouveler à chaque changement de lune (suivre 3 traitements au moins). Choisir pour ce traitement les périodes correspondant à des jours de pleine lune et des jours sans lune. Ex : première prise lundi 3 (pleine lune), deuxième prise lundi 17 (pas de lune), etc.

Associer :

☤ La formule du pharmacien / Voie orale

HE *Chamaemelum nobile* (camomille) 35 mg
HE *Thymus vulgaris linaloliferum* (thym à linalol) 15 mg
Pour 1 gélule n° 60

Prendre 1 gélule matin et soir pendant 8 jours, à renouveler au moins 3 fois en laissant 15 jours d'intervalle entre deux cures.

Pourquoi ces formules ?

- Thym saturéoïde : contre les parasitoses intestinales (ténia, oxyures, ascaris)
- Thym à linalol : vermifuge ; contre le ténia, l'ascaris, les oxyures
- Camomille romaine : antiparasitaire+++ ; contre les lamblias, ankylostomes
- Arbre à thé : antiparasitaire ; contre les lamblias, l'ascaris, les ankylostomes
- Ail : vermifuge
- Lavande vraie : antidémangeaisons, calmante

À faire

✓ Respecter une hygiène rigoureuse. Se laver les mains systématiquement avant de préparer à manger ou de passer à table. Surtout si l'on revient de dehors (parc, bac à sable) et/ou que l'on possède un animal de compagnie.

- ✓ Manger de l'ail frais et cru. Traditionnellement employées en cas de parasitoses, les graines de citrouille sont aussi efficaces.
- ✓ Laver soigneusement les fruits et légumes, les feuilles de salade une par une.

À ne pas faire

- ✗ Croire que c'est grave. Les parasitoses intestinales sont très, très fréquentes et les huiles essentielles n'en font qu'une bouchée.
- ✗ Manger de la viande et/ou du poisson crus ou insuffisamment cuits si on n'a pas confiance. Mieux vaut le faire cuire et/ou au moins le surgeler (le grand froid tue les parasites).

VOMISSEMENTS (SPASMES DIGESTIFS)

J'ai vomi deux fois ce matin.

Pourquoi on vomit ?

En général, le vomissement est annoncé subtilement par la nausée. Le corps vous indique que quelque chose ne passe pas, et qu'il va s'en débarrasser sans vous demander votre avis. Généralement, un aliment, ou un abus d'alcool/de gras. Il arrive aussi que certains stress importants provoquent des vomissements.

Le réflexe / Voie orale

Gingembre. Avaler 2 gouttes dans une cuillère à café de miel 2 fois par jour.

La digestion \ **111**

⚕ La formule du pharmacien / Voie orale

HE *Artemisia dracunculus* (estragon) 20 mg
HE *Lavandula burnatii* (lavandin) 15 mg
HE *Citrus aurantium feuilles* (petit grain bigarade) 15 mg
HE *Betula alleghaniensis* (bouleau jaune) 15 mg
HE *Zingiber officinale* (gingembre) 15 mg
Pour 1 gélule n° 30
Prendre 2 gélules avec un petit peu de pain, à renouveler toutes les heures jusqu'à cessation.

Pourquoi cette formule ?
- Estragon : antispasmodique neuromusculaire+++
- Lavandin : antispasmodique puissant ; contre les crampes digestives
- Petit grain bigarade : antispasmodique+++
- Bouleau jaune : antispasmodique+++, hépatostimulant+
- Gingembre : tonique digestif, carminatif+++, stomachique

Ces huiles essentielles régulent la production, la sécrétion des sucs gastriques et la motilité intestinale.

À faire

- ✓ Laisser faire votre corps. Vous ne pourrez de toute façon pas l'en empêcher. Et vous vous sentirez tellement mieux après !
- ✓ Boire pour remplacer l'eau que vous vomissez également.

À ne pas faire

- Boire de l'eau gazeuse. Mieux vaut prendre du Coca (vous avez bien lu !)
- Manger quoi que ce soit tant que vous avez envie de vomir.

LA PEAU

À ses risques et périls, la peau est un fabuleux rempart contre l'extérieur. Et les périls, ce n'est pas ce qui manque : soleil, insectes, brûlures, blessures, virus, microbes. Tous essaient de pénétrer cette forteresse. Chaque lésion est une porte ouverte, avec risque potentiel d'infection à l'intérieur de notre corps. Et comment la remercions-nous, ingrats que nous sommes ? En l'exposant au vent, au froid, au chaud, en la décapant, en la recouvrant de substances allergisantes. La pauvre…

ACNÉ

Je n'arrive pas à me débarrasser de tous ces boutons sur le front et le menton.

Est-ce de ma faute ?

Probablement pas. Cherchez plutôt du côté des hormones… À condition d'observer une hygiène impeccable et de manger correctement – l'abus de sucreries et de charcuteries n'ayant jamais été propice à une belle peau – il n'y a aucune raison de vous culpabiliser. N'oubliez pas que, du point noir au gros bouton blanc, le pas est vite franchi par le staphylocoque, ce microbe qui s'ingénie à produire des « clous » les plus gros possibles. Équilibrer les hormones est une chose, tenir le staphylocoque en respect en est une autre !

> ## Le réflexe / Voie externe
>
> Lavande vraie. 1 goutte en application pure sur chaque bouton.

⌛ La formule express / Voie externe

HE Arbre à thé 2 ml
HE Lavande aspic 1 ml
HE Lavande vraie 1 ml
HE Patchouli 1 ml
Alcool à 90° 5 ml

En mélange dans un flacon.

Appliquer 1 à 2 gouttes sur les boutons d'acné, matin et soir, après la toilette.

Pourquoi cette formule ?

- Arbre à thé : anti-infectieux majeur (antistaphylocoque)
- Lavande aspic : bactéricide (staphylocoque doré) ; contre l'acné suintante
- Lavande vraie : anti-staphylocoque doré+, cicatrisante+ ; contre les dermatoses infectieuses
- Patchouli : régénérateur de la peau+ ; contre l'acné++ et les dermatoses inflammatoires

À faire

- ✓ Sa toilette avec un savon doux, un gel moussant, une lotion démaquillante ou un pain dermatologique. Peu importe, du moment qu'ils sont formulés pour les peaux grasses à problèmes (donc non comédogènes).
- ✓ Pour les garçons, le rasage sera le moins fréquent possible. S'il est mécanique, utiliser une mousse à raser contenant un antiseptique.
- ✓ Peut-être changer de marques de produits cosmétiques ? Toujours et encore non comédogènes, donc « oil free ». Une crème hydratante régulatrice permet de diminuer l'aspect luisant de la peau et de la matifier.

À ne pas faire

- ✗ Se récurer la peau : plus vous la nettoyez, plus elle fabrique de gras pour se protéger. Lavez-vous normalement, ni plus, ni moins.
- ✗ S'exposer au soleil : c'est un « faux ami ». Protégez-vous à l'aide de produits solaires très protecteurs et non comédogènes.
- ✗ Presser les points noirs. Si vous ne pouvez vous en empêcher, faites-le au moins avec des doigts propres.

ALLERGIE CUTANÉE

J'ai plein de plaques aux doigts. Ça me démange, c'est rouge, c'est de l'allergie c'est sûr.

C'est grave ?

Non. Mais il faut en tenir compte si vous ne voulez pas que ça le devienne. Une allergie est un signal du corps : il ne veut pas de ce métal, de ce bijou, de cette lessive, de ce vêtement… ne le lui imposez pas, vous ne gagnerez pas. Mieux vaut changer de marque de lessive, c'est plus simple. Si l'allergie est en relation avec un facteur difficilement maîtrisable, par exemple le froid, isolez votre peau en appliquant du cold-cream avant de sortir, par exemple.

> ## Le réflexe / Voie externe
>
> Matricaire. Mélanger 3 gouttes à une cuillère à café d'huile végétale. Appliquer directement sur les zones concernées 3 fois par jour, jusqu'à cessation des irritations.

⌛ La formule express / Massage

HE Matricaire 1 ml
HE Tanaisie 1 ml
HE Niaouli 1 ml
HV Millepertuis 7 ml

En mélange dans un flacon.

Masser les zones enflammées avec quelques gouttes du mélange 3 fois par jour.

Pourquoi cette formule ?
- Matricaire : antiallergique, anti-inflammatoire++, antispasmodique++
- Tanaisie : antihistaminique++++, antidémangeaisons++, sédative nerveuse ; contre la dermatite allergique ou irritative+++
- Niaouli : temporisateur des phénomènes allergiques, antidémangeaisons

À faire

✓ Réfléchir à la cause d'origine, il y en a toujours une. L'éliminer ou s'en protéger, c'est presque toujours possible.

À ne pas faire

✗ Se ruer sur les médicaments antiallergiques. Cela ne réglera rien du tout, surtout si vous n'éliminez pas le responsable de l'allergie !

APHTES

J'ai des aphtes. Ça me pique dans la bouche et quand je regarde, je vois seulement un tout petit bouton blanc sur la langue.

Pourquoi ça irrite ?

Il peut paraître curieux qu'un minuscule aphte donne l'impression que la bouche entière est blessée. Normal : la muqueuse buccale est très sensible. Et ces petites plaies à vif, dont l'irritation est avivée par le brossage ou le contact alimentaire, représentent tout ce qu'elle déteste. En général, les aphtes, petites ulcérations superficielles de la cavité buccale, sont passagers. D'ailleurs si on ne les traitait pas, ils disparaîtraient d'eux-mêmes en une semaine. Mais l'inconfort est si démesuré que l'on souhaite s'en débarrasser sur-le-champ, et c'est légitime ! Si les aphtes fleurissent régulièrement ou qu'ils sont franchement envahissants (aphtose), le problème est plus préoccupant : votre système immunitaire attend un renfort de votre part.

Le réflexe / Voie externe

Laurier. Appliquer 1 goutte pure, directement sur l'aphte, 3 fois par jour.

⌛ La formule express / Voie externe

HE Laurier noble 3 ml
HE Cajeput 1 ml
HE Sauge sclarée 1 ml
HV Rose musquée 5 ml

En mélange dans un flacon.
À l'aide d'un coton-tige, appliquer 1 goutte 3 fois par jour sur l'aphte, jusqu'à sa disparition (compter 2 à 3 jours maximum).

Pourquoi cette formule ?
- Laurier : anti-infectieux, antifongique ; contre la stomatite, l'aphtose++
- Cajeput : anti-infectieux, antiseptique ++, protège les muqueuses++
- Sauge : antidouleur, anti-infectieuse++, cicatrisante, antiseptique

À faire

✓ L'eau bicarbonatée apaise. En bains de bouche : une demi-cuillère à café dans un quart de verre d'eau. N'oubliez pas de recracher !

À ne pas faire

× Pendant la crise : manger du gruyère, des fruits secs ou des fruits oléagineux (noisettes…), abuser des épices.

BRÛLURES

Je me suis brûlé avec mon fer, là, il y a 5 minutes.

Je fais quoi ?

Vous ne vous précipitez pas sur un corps gras (beurre, crème) comme c'est presque toujours le cas. Votre peau a « pris feu », il faut appeler les pompiers. C'est vous ! Commencez par éteindre l'incendie en passant la zone brûlée sous l'eau froide pendant plusieurs minutes, afin que la brûlure ne s'étende pas à l'intérieur. Puis passez aux soins.

> ### Le réflexe / Voie externe
>
> Lavande aspic.
> *Brûlure de petite taille* : appliquer quelques gouttes pures.
> *Brûlure plus étendue* : mélanger 2 gouttes à une cuillère à café d'huile végétale et appliquer.

⧖ La formule express / Voie externe

HE Lavande officinale 3 ml
HE Lavande aspic 3 ml
HE Arbre à thé 2 ml
HV Millepertuis 7 ml
En mélange dans un flacon.
Appliquer quelques gouttes sur la brûlure 3 fois par jour.

Pourquoi cette formule ?
- Lavande : cicatrisante+, antalgique++
- Arbre à thé : anti-infectieux, anti-inflammatoire ; contre les brûlures

- Lavande aspic : en première intention contre les brûlures, même sévères
- Millepertuis : réparateur, cicatrisant

À faire

- ✓ Recouvrir la brûlure d'une gaze non serrée.
- ✓ Consulter si la brûlure…
  - – est grave et/ou très étendue, ou située au visage ;
  - – concerne un bébé ou un jeune enfant ;
  - – est chimique ou s'il n'y a pas de douleur (les nerfs sont peut-être morts, la brûlure est profonde).

À ne pas faire

- ✗ Percer les cloques s'il y en a. Ce sont de bons protecteurs naturels, et vous risquez en plus de les infecter.
- ✗ S'affoler : même si elle fait vraiment mal, une brûlure est sans gravité dans 95 % des cas.

CORS, VERRUES PLANES OU BOURGEONNANTES

J'ai un cor qui me fait mal, j'ai des verrues là, là, et là.

Qu'est-ce que c'est exactement ?

Les cors sont des amas durcis de peaux mortes. Ils ne font pas vraiment mal, mais comme ils sont coriaces, porter des chaussures peut devenir un supplice. En effet, les frottements et les compressions interdisent parfois carrément de marcher ! Quant aux verrues, vous savez sans doute à quoi elles ressemblent… bien que l'on puisse les confondre avec une autre lésion.

Dans tous les cas, ne charcutez ni les uns ni les autres, et prenez ces excroissances de peau par la voie de la douceur. C'est NETTEMENT plus efficace et NETTEMENT moins dangereux.

Le réflexe / Voie externe

Thuya. Appliquer 1 goutte sur la verrue ou le cor matin et soir jusqu'à disparition.

Pourquoi cette huile essentielle ?
- Thuya : antitumoral. **Attention : ne pas utiliser chez la femme enceinte, le bébé, ni le jeune enfant (abortive, neurotoxique). Ne jamais utiliser par voie orale, ni par toute autre voie en interne.** Si vous avez des difficultés à vous en procurer un flacon pur, demandez au pharmacien de réaliser pour vous une préparation en contenant.

Mon conseil en +

En cas de verrues multiples, **associer** :

Magnésium 500 mg par jour, 10 jours

+ Homéopathie : *Thuya occidentalis* 15 CH, *Antimonium crudum* 7 CH, *Nitricum acidum* 9 CH.

À faire

✓ Prendre soin de ses pieds. Les laver, les essuyer soigneusement (notamment entre les orteils), les laisser vivre nus en été (avec des sandales à la piscine ou à l'extérieur), les inspecter pour vérifier si tout va bien (surtout les diabétiques).

✓ Jeter les chaussures responsables de cors, ou au moins les porter moins souvent.

À ne pas faire

- ✗ Comprimer ses pieds dans des objets improprement appelés « chaussures », tout droit sorties de l'imagination sadique de créateurs qui ne les porteront jamais.
- ✗ S'emparer d'une lame de rasoir pour découper tout ce qui dépasse. C'est la pire des idées.
- ✗ Porter tous les jours les mêmes chaussures : la majorité des microbes qui s'attaquent aux pieds se développent dans les endroits humides.
- ✗ Toucher vos verrues de pieds avec vos doigts. Vous risquez de vous auto-infester.
- ✗ Vouloir à tout prix se débarrasser d'une verrue qui ne vous gêne pas. Elle risque de réapparaître très vite ailleurs, dans une zone bien plus gênante.

CREVASSES

J'ai eu très froid ce week-end, et j'ai des crevasses aux doigts et aux orteils qui ne se referment pas. Ma peau est entaillée mais ça ne saigne pas.

D'où ça vient ?

De vous. Vous ne vous êtes pas suffisamment protégé du froid. Ou, pire, vous avez eu très froid et au lieu de laisser la peau revenir tranquillement à sa température normale, vous lui avez infligé brusquement une trop grande chaleur (feu de cheminée, bain chaud…).

⌛ La formule express / Voie externe

HE Lavande vraie 5 gtt
HE Patchouli 5 gtt
HV Rose musquée du Chili 5 ml
Appliquer 1 goutte de ce mélange en massage 2 à 3 fois par jour jusqu'à guérison.

Pourquoi cette formule ?
- Lavande : antiseptique et cicatrisante
- Patchouli : régénérateur tissulaire, anti-inflammatoire ; contre les crevasses, les dermatoses
- Rose musquée : cicatrisante et calmante

DÉMANGEAISONS

Ça me démange partout sur le corps, alors que je ne vois rien de spécial. Je n'ai pas l'impression de faire une allergie, c'est vraiment bizarre.

Pourquoi ça gratte ?

Plusieurs origines sont possibles : sensibilisation de la peau au chlore de l'eau (douche, piscine), circulation sanguine perturbée, connotation nerveuse… Quelles que soient les raisons, les huiles essentielles vont vous apaiser.

Le réflexe / Voie externe

Camomille allemande. Mélanger 5 gouttes à une cuillère à café d'huile végétale et appliquer sur les zones qui démangent.

⚕ La formule du pharmacien / Voie externe

HE *Matricaria recutita* (matricaire ou camomille allemande) 1 ml
HE *Eucalyptus citriodora* (eucalyptus citronné) 1 ml
HE *Mentha piperita* (menthe poivrée) 1 ml
Talc de Venise 100 g
En mélange dans un flacon/une boîte.
Saupoudrer localement une ou plusieurs fois par jour.

Pourquoi cette formule ?
- Matricaire : antidémangeaisons+++, antiallergie
- Eucalyptus citronné : calmant, sédatif+++, anti-inflammatoire puissante++++
- Menthe : anesthésiante, antiprurigineuse+++

À faire

- ✓ Se calmer.
- ✓ Chercher la cause ailleurs que dans la peau (allergie ? intolérance alimentaire ? stress ?).
- ✓ Consulter si ça ne passe pas.

À ne pas faire

- ✗ Se gratter comme une furie.
- ✗ Appliquer crème après crème, notamment à base de cortisone, sans chercher à comprendre ce qui se passe.

DENTS, ABCÈS DENTAIRE…

J'ai mal aux dents, je crois que j'ai un abcès mais il n'est pas mûr et mon dentiste ne peut pas me soigner tant que je l'ai. Il veut me donner un antibiotique mais j'aimerais éviter.

J'ai mal aux dents depuis hier, je ne sais pas trop pourquoi. C'est supportable mais j'ai peur que ça empire.

Pourquoi ça fait mal ?

La bouche est un grand passage qui nous relie à l'extérieur. Dans ce sas de Babel, les rencontres ne sont pas toujours amicales, et les bactéries ne demandent qu'une chose : pulluler. Dès qu'il y a moyen de s'infiltrer dans une cavité, une blessure, une carie, elles se ruent sur l'aubaine. Pour elles, c'est le rêve : il fait chaud, c'est humide et sombre, et on mange à sa faim… parfois toute la journée ! Dans les gencives, dans les dents, entre les deux… : les inflammations seraient permanentes si nos défenses internes ne veillaient pas au grain. Si malgré tout une infection se déclare, elle fait toujours très mal parce que la bouche est truffée de terminaisons nerveuses chargées de détecter le chaud, le froid, le piquant, la texture des aliments… Une hygiène correcte protège efficacement, mais la brosse à dents ne nous met pas à l'abri de tous les maux. La règle d'or : dès qu'une douleur apparaît, il faut agir. Si elle ne cède pas très vite avec la formule suivante, il faut consulter.

Le réflexe / Voie externe

Girofle. Mettre 1 goutte sur un coton-tige ou sur le doigt propre, ou encore sur un petit bout de coton, puis appliquer contre la dent ou sur la gencive et masser.

⌛ La formule express / Bain de bouche

HE Lavande 2 gtt
HE Girofle 2 gtt
HE Menthe poivrée 2 gtt
HE Arbre à thé 2 gtt

Verser vos 8 gouttes d'HE dans un verre d'eau tiède. Faire 3 à 4 bains de bouche par jour, pas plus. Chacun doit durer 5 bonnes minutes.

Pourquoi cette formule ?

- Girofle : contre les douleurs dans la bouche+++ ; c'est l'huile essentielle n° 1 des névralgies+++ et infections dentaires++++
- Lavande : antalgique++, anti-infectieuse+, cicatrisante+
- Menthe : antalgique, anesthésiante+++
- Arbre à thé : anti-infectieux majeur, anti-inflammatoire ; contre stomatite, gingivite, abcès dentaire (traitement local), ulcère buccal, pyorrhée

À faire

- ✓ Avoir plus que jamais une hygiène dentaire rigoureuse. Normalement, il faut se brosser les dents après chaque repas. Ce simple geste triquotidien prévient 90 % des problèmes courants.
- ✓ Pour les zones non accessibles au brossage, recourir au fil dentaire ou nettoyer entre les dents au jet Waterpik.
- ✓ Éviter les aliments qui font souffrir ainsi que les écarts de température importants (thé bouillant + boule de sorbet par exemple).

- ✓ Recourir au froid, en général il soulage. N'appliquez pas de glace directement sur la zone douloureuse, il faut toujours l'envelopper dans une poche en plastique puis dans un linge ou un gant de toilette.

À ne pas faire

- ✗ Mettre la tête en bas ou rester allongé : la pression sanguine aggrave la douleur.
- ✗ Fumer et boire de l'alcool en excès.
- ✗ Négliger sa santé dentaire, dont les répercussions dépassent très largement la sphère buccale. Les conséquences peuvent retentir sur l'ensemble du corps.

ECZÉMA

Ça me gratte, là, sur les plaques sèches, aux coudes, aux genoux, sur le pied. Je desquame (j'ai des petites peaux comme si je pelais).

Pourquoi moi ?

Le mot eczéma, qui signifie « bouillir » en grec, résume à lui seul les affres endurées par ceux qui en souffrent. À tous les coups, vous pouvez remercier vos parents de vous avoir légué un terrain allergique. Probablement êtes-vous également à tendance « rhumes des foins », « asthme » ou « urticaire ». Si vous êtes le seul allergique dans la famille, votre eczéma est peut-être d'origine microbienne, nettement plus rare.

> ### Le réflexe / Voie externe
>
> Thym à géraniol. Mélanger 2 gouttes à 10 gouttes d'huile végétale et appliquer sur les zones atteintes.

⌛ La formule express / Voie externe

HE Lavande officinale 2 ml
HE Thym à géraniol 2 ml
HE Carotte 2 ml
HE Menthe des champs 2 ml
HV Calophylle 7 ml

En mélange dans un flacon.

Appliquer quelques gouttes 2 fois par jour sur les zones concernées.

> **Attention ! Cette formule ne convient pas aux jeunes enfants !**

Pourquoi cette formule ?

- Lavande officinale : cicatrisante+ ; contre les dermatoses allergiques
- Carotte : dépurative hépatorénale ; contre l'eczéma, les dartres
- Menthe des champs (pas chez bébé et jeune enfant) : contre l'eczéma, l'urticaire
- Thym à géraniol : contre l'eczéma sec et suintant

À faire

✓ Se supplémenter en acides gras oméga 3 et en probiotiques.

- ✓ Respecter une hygiène rigoureuse, mais adaptée : ne pas se récurer ! Les pains surgras et sans savon sont indiqués.
- ✓ Utiliser des produits pour peaux allergiques : marques Avène, La Roche Posay, Tolériane…
- ✓ Supprimer les produits laitiers de vache.
- ✓ Réparer la flore intestinale avec des probiotiques adaptés (demander conseil à votre pharmacien).

À ne pas faire

- ✗ Utiliser des produits d'hygiène et de maquillage de mauvaise qualité et/ou particulièrement allergisants (parfums, colorants).
- ✗ Appliquer des crèmes à la cortisone, surmontées de crèmes grasses. Il est bien plus efficace de traiter cette affection avec des huiles essentielles qui combattent les symptômes Et redonnent les moyens à la peau de se défendre.

FURONCLES

J'ai un furoncle à la fesse. Il n'est pas encore mûr, ça fait deux jours que j'ai mal.

Pourquoi il fait si mal ?

Parce que c'est un véritable champ de bataille au sein duquel s'affrontent des staphylocoques et nos globules blancs. Le bilan est lourd : des victimes dans les deux camps, massées en une petite montagne de pus. Comme elle ne peut pas s'étendre à son aise, notre montagne garde en otage un poil ou une glande sébacée (qui produit du gras protecteur pour notre peau) et se développe en irritant au passage des terminaisons nerveuses. Un furoncle, c'est banal et peu préoccupant. Plusieurs constituent une alerte, ce n'est pas du tout normal : il faut rechercher et traiter un problème plus général (diabète, malnutrition, etc.).

⌛ La formule express / Voie externe

HE Géranium 2 ml
HE Niaouli 3 ml
HE Lavande 3 ml
HE Ajowan 2 ml

En mélange dans un flacon.

Verser quelques gouttes sur une compresse d'eau chaude et appliquer plusieurs fois par jour jusqu'à mûrissement, puis, quand il aura été vidé, directement sur la peau (sans compresse) pour cicatriser.

Pourquoi cette formule ?

- Géranium : antibactérien+++, anti-infectieux, antifongique ; contre les dermatoses infectieuses++, les furoncles
- Niaouli : antistaphylocoque doré++++ ; contre les furoncles
- Lavande : antistaphylocoque doré+, cicatrisante ; contre toutes les plaies
- Ajowan : anti-infectieux++++ ; contre les dermatoses infectieuses++

Toutes ces huiles essentielles sont anti-infectieuses, régénérantes cellulaires et cutanées.

À faire

- ✓ Poursuivre le traitement après évacuation du pus. Il faut nettoyer totalement la place.
- ✓ Consulter si :
  - les furoncles se répètent ou s'ils s'accompagnent d'autres signes (fièvre, ganglions) ;
  - vous êtes diabétique et que ça « ne passe pas ».
- ✓ Laver soigneusement la zone autour du furoncle, mais aussi… les mains.

À ne pas faire

- ✗ Essayer de toutes ses forces de percer le furoncle, surtout s'il se trouve sur le corps d'un jeune enfant, d'une personne âgée ou affaiblie. Si les bactéries du furoncle ne s'évacuent pas comme prévu à l'extérieur du corps, elles peuvent rejoindre la circulation sanguine. C'est toxique.
- ✗ S'occuper soi-même de son kyste si on en a un : c'est le meilleur moyen d'accueillir les staphylocoques. N'y touchez pas, que vous a-t-il fait ?

GINGIVITE

J'ai les gencives rouges, enflammées et qui saignent.

Pourquoi moi ?

Peut-être parce que votre hygiène dentaire n'est pas idéale. Grand nettoyage de printemps dentaire en vue, et une visite chez le dentiste pour détartrage n'est sans doute pas superflue.

Le réflexe / Bain de bouche

Géranium. Faire un bain de bouche avec 4 gouttes de géranium dans un verre d'eau tiède ou appliquer de l'huile essentielle pure de géranium directement sur la zone douloureuse.

⌛ La formule express / Bain de bouche

HE Laurier noble 1 gtt
HE Sauge sclarée 1 gtt
HE Menthe poivrée 1 gtt
HE Géranium 1 gtt

Verser vos 4 gouttes dans 1 verre d'eau tiède, et faire des bains de bouche entre les repas.

Pourquoi cette formule ?

- Laurier : anti-infectieux, antifongique
- Sauge : antiseptique, anti-infectieuse++, antalgique, cicatrisante ; contre l'aphtose
- Menthe : antalgique, anesthésiante+++
- Géranium : anti-inflammatoire++, antalgique+, arrête les saignements+++, antibactérien+, antifongique++ ; contre les ulcérations, plaies, coupures

À faire

- ✓ Prêter attention à ses gencives : il n'est jamais normal de saigner, ni d'avoir mal en croquant une pomme.
- ✓ Un dentifrice spécial pour gencives sensibles peut être intéressant, au moins temporairement.
- ✓ Insister sur les fruits et légumes. Un manque de vitamine C est presque toujours associé à des saignements.

- ✓ Faire une cure de Coenzyme Q10, le nutriment de la gencive (entre autres actions bénéfiques). Demandez conseil à votre pharmacien.
- ✓ Équilibrer son diabète le cas échéant.

À ne pas faire

- ✗ Croire que votre brosse à dents est responsable de tout. Peut-être faut-il au contraire la fréquenter plus assidûment. En revanche, les poils durs sont contre-indiqués : des poils médium voire souples sont nettement préférables dans votre cas !
- ✗ L'alcool est l'ennemi n° 1 des gencives en particulier, de la bouche en général. Plus on boit, plus on risque de souffrir d'une maladie parodontale avec, à terme, le spectre du déchaussement.
- ✗ Fumer.
- ✗ Grincer des dents y compris la nuit (bruxisme).

HERPÈS

Ça me brûle, je me suis réveillé ce matin avec des petites vésicules près de la bouche. Plus ça va, plus ça prend de l'ampleur, que dois-je faire ?

D'où ça vient ?

Probablement de votre partenaire ou, plus chastement, d'un proche, ami ou parent… L'herpès est en effet très contagieux, et certaines personnes peuvent le transmettre à d'autres sans même le savoir. Le contact n'est pas indispensable, puisque l'herpès peut même se transmettre via des postillons… La mauvaise nouvelle, c'est que, une fois qu'on l'a, on ne s'en débarrasse jamais totalement. Le virus se cache dans notre corps et réapparaît lorsque les conditions sont réunies : souvent le stress, le soleil, ou tout simplement l'arrivée des règles. La bonne nouvelle, c'est que la première crise est toujours la pire : les prochaines seront moins violentes. Par ailleurs, si vous faites ce qu'il faut pour, l'herpès devrait dormir la majeure partie de sa vie, donc de la vôtre. L'autre excellente nouvelle, c'est que notre formule aux huiles essentielles est remarquablement efficace.

Le réflexe / Voie externe

Niaouli. 1 ou 2 gouttes pures à appliquer sur l'herpès. Renouveler jusqu'à 5 fois par jour.

⌛ La formule express / Voie externe

HE Ravintsara 2 ml
HE Niaouli 2 ml
HE Menthe poivrée 2 ml
HE Lavande aspic 2 ml
HE Bergamote 2 ml
HV Macadamia 5 ml

En mélange dans un flacon.

Appliquer 2 à 3 gouttes de ce mélange sur les lèvres et éventuellement le pourtour des narines (ou encore la muqueuse génitale en cas d'herpès génital), pendant quelques jours.

À utiliser en préventif et en curatif.

Pourquoi cette formule ?
- Ravintsara : antiviral exceptionnel, immuno-modulateur
- Niaouli : antiviral, antibactérien
- Menthe : anesthésiante, viricide, réfrigérante, antalgique
- Lavande : viricide, antalgique
- Bergamote zeste : antiseptique puissante, surtout sur l'herpès
- Millepertuis : cicatrisant, anti-inflammatoire

À faire

- La chaleur soulage les douleurs (surtout pour la première « attaque ») : douche chaude, bouillotte, séchoir à cheveux (pas bouillant !)…
- *Spécial herpès génital* : essayer d'éviter le contact de l'urine avec la plaie (déviez le jet à l'aide d'un mouchoir en papier par exemple).
- Envisager une supplémentation alimentaire. Certains acides aminés (lysine surtout) peuvent même prévenir une poussée lorsque vous sentez qu'elle « monte ».
- En période de contagion possible, si vous vous savez porteur du virus, utiliser un préservatif.

À ne pas faire

- Appliquer 50 pommades différentes sur l'herpès. Il est là, il est là, ne le traquez pas et n'y ajoutez pas une allergie cutanée… Les huiles essentielles vont s'occuper de son cas.
- *Spécial herpès génital* : porter des vêtements serrés et/ou synthétiques. La peau doit pouvoir respirer, là encore plus qu'ailleurs.

MAUVAISE HALEINE

Je ne sais plus quoi faire : j'ai mauvaise haleine. Pourtant je me lave les dents.

Pourquoi l'haleine peut poser un problème ?

En général, en raison d'une hygiène dentaire déficiente. Précisément : on ne se lave pas assez les dents, ou pas correctement. La célèbre plaque dentaire, véritable tapis bactérien, est à l'origine des odeurs indésirables. À chaque brossage de dents, on l'élimine, et donc les odeurs avec. Mais d'autres causes peuvent provoquer une mauvaise haleine : infection ORL ou digestive, problème à l'estomac, ou encore affection de la bouche. Ou peut-être manquez-vous de salive ?

Le réflexe / Bain de bouche

Menthe. 1 goutte dans un petit verre d'eau. Faire « tourner » en bouche en tous sens avant de recracher. Ce bain de bouche peut rafraîchir l'haleine pendant quelques heures. Renouveler après chaque repas.

⌛ La formule express / Bain de bouche

HE Lavande vraie 1 gtt
HE Menthe poivrée 1 gtt
HE Thym à linalol 1 gtt

Verser les 3 gouttes dans un verre d'eau tiède, faire un bain de bouche après chaque brossage de dents, donc 3 fois par jour (soit à la fin de chaque repas).

Pourquoi cette formule ?

● Lavande vraie : anti-infectieuse et cicatrisante ; contre les problèmes infectieux buccaux

● Menthe poivrée : rafraîchissement immédiat de l'haleine en cas de problème digestif
● Thym : contre la stomatite candidosique+++

> **ATTENTION !** Les bains de bouche ne sont pas adaptés pour de longues périodes, cette formule pas plus que tous les produits proposés dans le commerce, quels que soient les arguments commerciaux avancés sur les étiquettes ! La flore buccale joue fort bien son rôle de gendarme toute seule. Si on la baigne en permanence dans un milieu antiseptique, elle se désorganise et les ennuis commencent. Un repère : si votre langue est noire, vous avez abusé des bains de bouche. Trop d'hygiène nuit !

À faire

✓ Se brosser les dents après chaque repas.
✓ Insister sur les fruits et légumes crus, ainsi que sur tout ce qui se mâche, se croque : attention aux textures trop molles (purées…).
✓ Boire suffisamment d'eau.

À ne pas faire

✗ Consommer des sucreries : les bactéries dentaires en raffolent. Brossez-vous les dents après chaque ingestion sucrée, surtout si c'est du sucre qui « colle » (caramel…).
✗ Fumer : le tabac se mêle à la plaque dentaire et le résultat n'est franchement pas sexy.
✗ L'alcool : pas mieux.

MYCOSES CUTANÉES

J'ai attrapé une mycose au pied, peut-être à la piscine, ou peut-être à cause de mes baskets fermées. Ça me fait des plaques et des démangeaisons partout, entre les orteils mais pas seulement. J'espérais que ça partirait tout seul mais non, et maintenant j'ai des crevasses.

À quoi sont dues les mycoses ?

Au développement de champignons naturellement présents sur notre peau. Ils nous aiment, c'est comme ça : notre peau, nos pieds, nos mains, nos intestins… tout leur plaît. Dès que le terrain est propice à leur développement, ils nous prouvent leur attachement sans vergogne. Pour les décourager, il faut restreindre leur confort et rétablir un milieu inadapté à leur survie. Lorsqu'ils sont bien implantés, rien de plus efficace que les huiles essentielles pour en venir à bout.

⧖ La formule express / Voie externe

HE Arbre à thé 3 ml
HE Géranium rosat 3 ml
HE Bois de rose 2 ml
HV Macadamia 7 ml

En mélange dans un flacon.

Appliquer quelques gouttes localement matin et soir durant 3 semaines. Cette formule traite la mycose et renforce les défenses locales de la peau et des muqueuses.

Pourquoi cette formule ?

- Géranium : antifongique++ ; contre les dermatoses
- Arbre à thé : fongicide ; contre le « pied d'athlète »
- Bois de rose : antifongique ++

À faire

Respecter ces 3 points basiques :
- ✓ Lavage biquotidien des pieds.
- ✓ Pas d'eau trop chaude : 37 °C maxi.
- ✓ Séchage soigneux, y compris entre chaque orteil.

À ne pas faire

- ✗ Partager sa serviette et ses chaussettes : les mycoses sont TRÈS contagieuses.
- ✗ Marcher pieds nus au bord de la piscine, dans les douches communes et dans les vestiaires.

MYCOSES UNGUÉALES

J'ai un orteil dont l'ongle est tout noir. Ça ne me gratte pas, ça ne me fait pas mal.

C'est dû à quoi ?

Un champignon qui se développe sous l'ongle. Ça ne fait pas mal, ça ne gratte pas… mais ce n'est pas beau !

⌛ Formule express / Voie externe

HE Lavande aspic 5 ml
HE Laurier noble 5 ml
HE Arbre à thé 5 ml

En mélange dans un flacon.

Appliquer quelques gouttes de la formule 3 fois par jour, au coton-tige ou au pinceau, sur et sous l'ongle jusqu'à disparition du problème.

Pourquoi cette formule ?

♦ Lavande à cinéole : fongicide ; contre le « pied d'athlète »

- Laurier : fongicide, contre le *Candida albicans* et les autres candidas
- Arbre à thé : antifongique majeur

Ces 3 huiles essentielles renforcent également la flore protectrice de la peau.

PANARIS

J'ai dû me piquer près de l'ongle sans faire attention, en tout cas, aujourd'hui, j'ai un bouton plein de blanc (pus). C'est rouge et gonflé autour, ça fait mal !

C'est grave ?

Normalement non, à condition que la douleur s'apaise rapidement. Mais si l'inflammation n'est pas traitée très vite, le pus peut finir par atteindre les couches profondes de la peau, et causer de réels désagréments. Donc, ne prenez pas votre panaris à la légère, même s'il s'agit d'un abcès somme toute banal. Appliquez tout de suite cette formule aux huiles essentielles, et tout va bien se passer.

⏳ La formule express / Voie externe

HE Arbre à thé 0,5 ml
HE Laurier noble 0,5 ml
HE Bois de rose 0,5 ml
HE Girofle 0,5 ml
Alcool 8 ml
En mélange dans un flacon.

Tant que le panaris n'est pas mûr, appliquer localement quelques gouttes de cette formule sur compresses humides et chaudes, 5 fois par jour.

Lorsqu'il est prêt à se vider (ou qu'il s'est vidé), 5 applications locales pures (sans compresses) par jour.

Pourquoi cette formule ?
- Arbre à thé, laurier noble, bois de rose : antibactériens majeurs++++
- Girofle : antiseptique et cicatrisant

À faire
✓ Couper ses ongles correctement : courts mais pas trop ras, et pas trop en rond (les laisser repousser « au carré »).

À ne pas faire
× Se ronger les ongles.
× Repousser en permanence les petites peaux.
× Négliger de se laver les mains.

PARASITES CUTANÉS (GALE, MORPIONS)

Ça me gratte entre les doigts (ou les orteils), j'ai déjà eu la gale et ça me fait pareil. Les démangeaisons sont insupportables, surtout la nuit.

Ça me gratte dans les poils du pubis.

C'est quoi ?

Comme leur nom l'indique, les parasites cutanés sont des hôtes indésirables qui vivent à nos dépens. Ils se nourrissent de notre peau et, en dehors de la gale ou des morpions, des dizaines d'autres peuvent nous causer des problèmes. La majorité d'entre eux étant contagieux, ils croiseront probablement votre chemin un jour ou l'autre. Pour vous mettre en appétit, sachez que la gale, sorte de minuscule araignée, creuse des sillons sous la peau exactement comme les taupes dans le jardin. Ses victimes feraient TOUT pour échapper au supplice du grattage…

Le réflexe / Voie externe

Ylang-ylang. Mélanger 5 gouttes à 20 gouttes d'huile végétale et appliquer 2 fois par jour sur les zones atteintes jusqu'à disparition totale des symptômes.

⌛ La formule express / Voie externe

HE Girofle 2 ml
HE Ylang-ylang 3 ml
HE Thym à thujanol 2 ml
HV Argan 8 ml

En mélange dans un flacon.

Appliquer quelques gouttes localement 2 fois par jour pendant 3 semaines.

Pourquoi cette formule ?

- Thym à thujanol : contre les dermites infectieuse et parasitaire+++
- Girofle : antiparasitaire cutané++ ; contre la gale++
- Ylang-ylang : antiparasitaire+++ ; contre la gale+++

À faire

✓ Traiter les proches car les parasites sont très contagieux.
✓ Faire bouillir le linge.

À ne pas faire

× Attendre que ça passe. Ça ne passera pas tout seul.

PLAIES

Je me suis coupé assez profondément. Je voudrais désinfecter et surtout activer la cicatrisation.

Pourquoi ça pique ?

Parce que lorsqu'on agresse les terminaisons nerveuses, soit en les écrasant, soit en les coupant, elles font mal. C'est leur travail ! Sinon comment sauriez-vous qu'il faut soigner cette zone ?

Le réflexe / Voie externe

Arbre à thé. Appliquer 1 à 2 gouttes pures sur la plaie. Recommencer plusieurs fois dans la journée.

⌛ La formule express / Voie externe

HE Arbre à thé 1 ml
HE Lavandin 2 ml
HE Ciste 2 ml

En mélange dans un flacon.

Appliquer 1 à 2 gouttes du mélange sur la plaie, laisser agir, sécher, renouveler 2 ou 3 fois.

Pourquoi cette formule ?

- Ciste : cicatrisant+++, antibactérien, antiseptique, antihémorragique+++
- Arbre à thé : anti-infectieux majeur
- Lavandin : cicatrisant+ ; contre le staphylocoque doré+

À faire

✓ Le premier réflexe : nettoyer la plaie à l'eau et au savon. Si la blessure a été réalisée avec un objet sale (rouille, terre) et qu'elle n'est pas « belle », mieux vaut consulter (risque de tétanos).
✓ Consulter si la plaie est vraiment profonde. Dans ce cas, elle ne fait même plus mal, parfois, car les nerfs sont endommagés.
✓ Arrêter l'écoulement du sang, surtout si vous en perdez beaucoup.

À ne pas faire

× Superposer des crèmes antiseptiques et clore le tout sous des pansements hermétiques.
× Utiliser plusieurs antiseptiques. C'est SOIT cette formule aux huiles essentielles (recommandé !), SOIT un autre produit, mais pas les deux.

SAIGNEMENT DE NEZ

Je saigne du nez fréquemment. Auriez-vous quelque chose de vraiment efficace ?

Pourquoi ça saigne ?

Pour diverses raisons. Les plus courantes : une fragilité capillaire, une forte chaleur, un air trop sec (climatisation, immeuble moderne chauffé par le sol, etc.) ou un stress font éclater une petite veine dans le nez. À moins que les doigts ne s'aventurent trop fréquemment dans les délicates narines et que le grattage ne lèse la muqueuse (enfants). Dans tous les cas, rien de grave.

> ### Le réflexe / Voie externe
>
> Ciste. 2 gouttes sur un coton à appliquer localement. Insérer le coton mais ne le laissez pas trop longtemps, quelques minutes suffisent. Plus longtemps, vous risqueriez d'arracher les croûtes de cicatrisation et de refaire saigner.

Pourquoi cette huile essentielle ?
- Ciste : antihémorragique+++, cicatrisant

À faire

- ✓ Une cure de vitamine C naturelle avec bioflavonoïdes (comprimés d'acérola par exemple) : elle renforcera la paroi des vaisseaux.
- ✓ Humidifier les atmosphères surchauffées (surtout en hiver) : le chauffage assèche l'air et donc les muqueuses. Si vous n'avez pas d'humidificateur, un simple saladier plein d'eau dans chaque pièce devrait déjà être utile.

À ne pas faire

- ✗ S'empêcher de saigner. Quand ça saigne, mettez la tête un peu en avant : mieux vaut que le sang s'écoule dehors plutôt que dans la gorge. Ne vous agitez pas, cependant. Reposez-vous au calme.

TRANSPIRATION (PIEDS, MAINS)

Je transpire énormément. Je glisse dans mes chaussures. Et je ne peux même plus tenir un stylo.

Pourquoi on « fuit » ?

Savoir que la transpiration est une chance parce que c'est un moyen génial du corps pour éviter la surchauffe interne ne vous réjouit sans doute pas plus que ça. Probablement avez-vous testé sans succès l'ensemble des produits disponibles sur le marché. Si c'est le cas, vous faites partie des 12 % de la population qui souffrent d'hyperhydrose (excès de transpiration), dont l'origine n'est pas toujours évidente. Émotionnelle souvent, hormonale parfois… Testez la formule suivante aux huiles essentielles : elle va calmer les « crises » et surtout éviter les problèmes qui en découlent (mycoses, mauvaises odeurs…).

La formule du pharmacien / Lotion

HE *Cupressus sempervirens* (cyprès) 10 gtt
HE *Salvia officinalis* (sauge officinale) 10 gtt
HE *Mentha piperita* (menthe poivrée) 2 gtt
Dans une solution d'alcool camphré qsp 15 ml
En mélange dans un flacon.
Appliquer sur les zones concernées, matin et soir après la toilette.

Associer à :

La formule du pharmacien / Talc

HE *Cupressus sempervirens* (cyprès) 1 g
HE *Salvia officinalis* (sauge officinale) 1 g
HE *Mentha piperita* (menthe poivrée) 1 g
Talc 30 g
En mélange dans un flacon/une boîte.
Tapisser le fond de la chaussure avant d'y mettre le pied.

Pourquoi ces formules ?
- Cyprès : antibactérien++, anti-infectieux
- Sauge officinale : œstrogène-like, régulatrice circulatoire, anti-infectieuse, antifongique. **Attention ! Cette huile essentielle est interdite chez la femme enceinte et les enfants !**
- Menthe poivrée : antifongique++, antibactérienne ; contre les déséquilibres nerveux, la dermite candidosique

À faire

- ✓ Respecter une excellente hygiène corporelle, notamment des pieds, des mains et des aisselles.
- ✓ S'épiler. Les poils emprisonnent les bactéries, qui se développent plus facilement et provoquent des odeurs caractéristiques de transpiration.
- ✓ Acheter des vêtements et des chaussures qui « respirent » : fibres naturelles, cuir, etc.

À ne pas faire

- ✗ S'asperger de déodorants. Le seul résultat sera une belle allergie en plus de votre problème de sueur.
- ✗ Bloquer l'air : c'est votre meilleur allié. Dans les pièces, les voitures, les vêtements, les chaussures… et même les relations avec autrui ! Mais oui : l'air est indispensable.

ZONA

J'ai une plaque sur le côté, ça me brûle, ça me fait très mal. De près, on dirait des petites boules pleines d'eau, transparentes, comme si c'était un herpès.

Pourquoi c'est si douloureux ?

Parce que c'est l'infection d'un nerf. Et c'est une longue histoire, car vous avez attrapé le virus du zona lorsque vous étiez enfant. Il s'appelait alors « varicelle ». Depuis, tout comme l'herpès (voir ce mot), le responsable de votre poussée de zona s'est tapi dans un coin, dominé par le système immunitaire. Et puis voilà un mois particulièrement éprouvant dans votre vie : travail intensif, séparation ou deuil… votre immunité se relâche, le virus n'attendait que ça.

Le réflexe / Voie externe

Lavande aspic. Quelques gouttes mélangées à de l'huile végétale, en application toutes les heures (voire plus) sur la zone douloureuse.

 ### La formule du pharmacien / Voie externe

HE *Cinnamomum camphora cineoliferum* (ravintsara) 3 ml
HE *Eucalyptus citriodora* (eucalyptus citronné) 2 ml
HE *Ocimum basilicum* (basilic) 2 ml
HE *Melaleuca quinquenervia* (niaouli) 2 ml
HE *Lavandula vera* (lavande vraie) 2 ml
HE *Lavandula latifolia spica* (lavande aspic) 2 ml
HE *Mentha piperita* (menthe poivrée) 1 ml
HV Millepertuis 10 ml
HV Calophylle qsp 30 ml

En mélange dans un flacon.

Appliquer plusieurs gouttes de ce mélange sur la zone douloureuse 8 à 10 fois par jour.

Associer à : (surtout si zona de l'œil)

℞ La formule du pharmacien / Voie orale

HE *Mentha piperita* (menthe poivrée) 50 mg
HE *Melaleuca alternifolia* (arbre à thé) 10 mg
HE *Lavandula latifolia spica* (lavande aspic) 20 mg
Pour 1 gélule n° 60

Prendre 3 à 4 gélules par jour durant une dizaine de jours, plus si nécessaire. Espacer les prises en fonction de l'amélioration.

Pourquoi ces formules ?
- Ravintsara : antiviral++++, stimulant immunitaire+++, antalgique, tolérance cutanée exceptionnelle
- Eucalyptus citronné : antalgique +++
- Basilic : antalgique ++
- Niaouli : antiviral++++. **Attention ! Cette huile essentielle doit être utilisée avec prudence chez la femme enceinte et le jeune enfant**
- Lavande vraie : anti « brûlure », antalgique++
- Lavande aspic : viricide +++ et antalgique
- Menthe : anesthésiante, anti-névrite virale
- Arbre à thé : antiviral, immunostimulant
- Millepertuis : cicatrisant et anti-inflammatoire
- Calophylle : régénératrice au niveau circulatoire

À faire

✓ Un traitement homéopathique : demandez à votre médecin ou à votre pharmacien.
✓ Un petit bilan de votre vie, une introspection. Le zona force souvent à se poser, ou à se reposer.

Profitez-en pour voir ce qui ne va pas dans votre vie, et réglez les problèmes, sinon le zona ne vous lâchera pas.
- ✓ C'est parce que votre immunité s'est affaiblie que le virus a resurgi. Renforcez-la (voir le mot « immunité » p. 205).
- ✓ Le froid peut soulager. Linge humide et frais, glaçons enveloppés si vous voulez : tout sauf du chaud.

À ne pas faire

- ✗ Souffrir en silence. Si les douleurs sont intenables, faites appel aux antidouleur ou à d'autres techniques efficaces (l'acupuncture par exemple).
- ✗ Se gratter, appliquer en panique diverses pommades sur les boutons. C'est inutile et dangereux.

LES FEMMES

Les maux typiquement féminins font, paraît-il, partie du charme énigmatique des femmes. Leurs caprices hormonaux les rendraient lunatiques, imprévisibles. Voilà qui est censé rassurer celles qui souffrent de troubles des règles ou de nausées dues à la grossesse… Dans le doute, mieux vaut faire appel aux huiles essentielles, qui apaiseront réellement ces affections banales mais invalidantes, et rendront le sourire à la moitié de la population. Et si, comme le veut le proverbe, un homme est heureux lorsque sa femme est heureuse, voici un passeport pour le bonheur !

ALLAITEMENT

L'allaitement maternel est-il conseillé ?

Oui, oui, oui ! Le lait maternel est parfait, c'est le seul aliment complet au monde. Sourdes aux sirènes des laits maternisés, refusant la consommation « forcée » via les échantillons pour bébé offerts en maternité, les mamans qui allaitent affirment que ce n'est pas plus compliqué ni fatiguant que de s'en remettre aux biberons. Et même moins ! Si vous avez décidé d'allaiter, posez toutes vos questions aux professionnels des associations pour la promotion de l'allaitement maternel. La règle d'or : n'utilisez pas de biberon de complément, ni à la maternité ni de retour chez vous, même si c'est ce qu'on vous a conseillé. C'est exactement ce qu'il ne faut pas faire ! Que votre allaitement dure trois jours, trois semaines, trois mois ou neuf mois, ce sera toujours bien, à condition que ce soit intégral. Et bien évidemment, n'utilisez que les huiles essentielles autorisées en cas d'allaitement.

Je voudrais continuer à allaiter mon bébé mais je n'ai pas beaucoup de lait.

 La formule du pharmacien / Voie orale

HE *Foeniculum dulce* (fenouil) 25 mg
Pour 1 gélule n° 60
Avaler 2 gélules 3 fois par jour aux repas.

Pourquoi cette huile essentielle ?
♦ Fenouil : stimule la sécrétion du lait

J'ai trop de lait.

 La formule du pharmacien / Voie orale

HE *Pelargonium asperum* (géranium rosat) 25 mg
HE *Mentha piperita* (menthe poivrée) 10 mg
HE *Mentha citrata* (menthe bergamote) 10 mg
Pour 1 gélule n° 30
Avaler 3 gélules par jour jusqu'au retour à la normale.

Pourquoi cette formule ?
- Géranium : anti-inflammatoire+++, antidouleur++
- Menthe poivrée : tonique de l'utérus, régulatrice ovarienne
- Menthe bergamote : stimulante glandulaire

Ces huiles essentielles ont toutes une action œstrogène-like (elles « miment » nos propres hormones) : régulation ovarienne, antispasmodique, anti-inflammatoire++, antidouleur+, tonique du système lymphatique.

J'ai des crevasses qui me font très mal aux seins.

Le réflexe / Voie externe

Lavande. En application pure.

⏳ La formule express / Appliquer sur les mamelons

HE Ciste 1 ml
HE Carotte 2 ml
HE Lavande vraie 3 ml
HV Germe de blé qsp 10 ml

Appliquer 1 à 2 gouttes en massage léger après la tétée.

Pourquoi cette formule ?
- Carotte : régénératrice des tissus+++
- Ciste et lavande : cicatrisantes +
- Germe de blé : cicatrisant, idéal contre les gerçures, les crevasses

Mon conseil en +

Aucune de ces huiles essentielles n'est toxique pour le bébé. Mais mieux vaut passer tout de même le bout de sein à l'alcool glycériné ou à l'huile végétale d'amande douce avant la tétée suivante. Ce simple geste permet, en outre, d'éliminer le parfum trop puissant de l'huile essentielle, qui peut gêner le bébé.

Je veux arrêter d'allaiter.

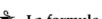 **La formule du pharmacien / Voie orale**

HE *Mentha piperita* (menthe poivrée) 50 mg
Pour 1 gélule n° 30
Avaler 3 à 4 gélules par jour durant 5 à 7 jours.

Pourquoi cette huile essentielle ?
- Menthe : action hormone-like (« mimant » nos hormones), régulation ovarienne

À faire

- Allaiter si on en a la possibilité (préparer son allaitement avant l'accouchement : se renseigner, etc.). C'est aussi bien pour le bébé (santé) que pour la maman (perte de poids plus rapide).
- S'aider des aliments :
    - le fenouil augmente la production de lait ;
    - le persil la stoppe.
- Ne porter que des soutiens-gorge de bonne qualité et en coton.

À ne pas faire

- Prendre n'importe quoi pour soulager ses maux. De nombreuses substances (médicaments, huiles essentielles, toxiques divers) passent dans le lait maternel.
- Culpabiliser si on n'allaite pas.
- Laver les mamelons avec du savon : ce dernier les assèche. Les petites bosses qui les parsèment sont des glandes qui produisent une sorte d'huile antiseptique, suffisante pour une bonne hygiène !
- Porter des vêtements (et sous-vêtements) trop serrés.

CELLULITE

J'ai de la cellulite sur les cuisses, les fesses, les genoux.

Pourquoi on n'aime pas ça ?

Parce que les critères actuels de beauté ont déclaré la cellulite comme épouvantable. Il n'en fut pas toujours ainsi ! Inutile de rentrer dans les détails historiques : nous vivons à notre époque, donc nous refusons cette disgracieuse peau d'orange. La cellulite résulte de la conjonction de trois facteurs : de la graisse + de l'eau coincées dans un réseau de fibres qui entoure les cellules graisseuses. Il faut donc lutter contre le stockage de graisse (avec la formule ci-après), la rétention d'eau (avec la formule rétention d'eau p. 82) et la fibrose (grâce à l'action mécanique du massage). Ne confondez pas cellulite et surpoids : les deux n'ont aucun rapport. La cellulite est d'ailleurs souvent plus gênante chez les femmes minces, car elle se remarque davantage.

> ## Le réflexe / Massage
>
> Sauge sclarée. Mélanger 2 gouttes à 20 gouttes d'huile végétale et appliquer comme indiqué plus haut.

La formule du pharmacien / Massage

HE *Cymbopogon citratus* (lemongrass) 5 ml
HE *Citrus limon* (zeste de citron) 2 ml
HE *Cupressus sempervirens* (cyprès vert) 5 ml
HE *Pelargonium asperum* (géranium rosat) 5 ml
HE *Cedrus atlantica* (cèdre de l'Atlas) 5 ml
HE *Salvia officinalis* (sauge officinale) 5 ml
HV Macadamia qsp 100 ml
En mélange dans un flacon.

Masser et même triturer les zones concernées avec une quantité suffisante de cette formule, de préférence chaque matin 15 minutes avant la douche pendant les 2 dernières semaines du cycle menstruel (rappel : le 1er jour du cycle correspond au 1er jour des règles).

À renouveler tous les mois.

> **Attention !** Ne pas s'exposer au soleil après application de cette huile : le citron est photosensibilisant (risques de taches sur la peau).

Pourquoi cette formule ?
- Lemongrass : anti-inflammatoire++ ; contre la cellulite, la culotte de cheval, la peau d'orange
- Citron : améliore la circulation
- Cyprès (rameaux, feuilles et non bois) : décongestionnant veineux et lymphatique+++
- Géranium : tonique du système lymphatique et veineux++
- Cèdre : tonique du système lymphatique++, aide à éliminer les graisses incrustées+++ ; contre la rétention d'eau+
- Sauges : aident à éliminer les graisses incrustées +++, anticellulitiques

> **Attention ! Ne pas utiliser en cas de grossesse ! Le cèdre et la sauge officinale sont neurotoxiques et abortives (provoquent l'accouchement).**
>
> Rappel : les huiles essentielles, même appliquées en externe, passent dans la circulation sanguine, donc rejoignent le fœtus !

À faire

✓ Pratiquer un sport de façon soutenue : c'est la seule façon d'éviter que la cellulite s'installe si vous avez un « terrain » à cellulite (mère/grand-mère). Aquagym+++, natation ++. La cellulite s'installe de préférence dans les corps peu musclés.

À ne pas faire

✗ Consommer trop d'aliments sucrés, de viandes, de produits laitiers. Sans être cause de cellulite ils n'arrangent pas les choses.

158 / *Les huiles essentielles, ça marche !*

- × « Oublier » de boire : il faut drainer !
- × Ne pas manger suffisamment de protéines. Les régimes mal conduits sont de véritables « machines à fabriquer de la cellulite ».

CYSTITE

Ça me brûle quand j'urine. J'ai tout le temps envie, mais je sais que ça va faire mal donc je bois moins pour éviter d'aller aux toilettes. Je n'ai pas de fièvre.

Pourquoi ça fait mal ?

Parce que des colonies de bactéries se sont installées dans votre système urinaire. Elles prennent possession des lieux en semant inflammation, douleurs, brûlures et envies permanentes d'uriner. Il faut les déloger d'urgence.

Le réflexe / Voie orale

Santal. 2 gouttes dans une cuillère à café de miel 2 fois par jour.

 ### La formule du pharmacien / Voie orale

HE *Satureja montana* (sarriette des montagnes) 15 mg
HE *Origanum compactum* (origan) 15 mg
HE *Thymus vulgaris thymoliferum* (thym à thymol) 25 mg
HE *Pinus pinaster* (pin maritime) 25 mg
HE *Santalum album* (santal) 15 mg
Pour 1 gélule n° 60

Avaler 2 gélules gastrorésistantes (qui résistent à l'acidité de l'estomac) matin et soir pendant 10 jours.

Pourquoi cette formule ?
- Thym et sarriette : anti-infectieux majeurs contre les germes pathogènes et champignons, puissants toniques généraux. **Attention ! Utiliser à faible dose sur une courte durée !**
- Santal : antiseptique génito-urinaire ; contre les congestions du petit bassin
- Origan : bactéricide urogénital+++
- Pin maritime : antiseptique urinaire ; contre la cystite chronique

À faire

- Une cure de probiotiques.
- Boire au minimum 2 litres d'eau par jour jusqu'à amélioration nette : il faut impérativement emmener les germes vers la sortie.
- Avoir une hygiène locale irréprochable, et pas seulement pendant la cystite.
- Faire un « contrôle » des urines : si elles sont claires, vous buvez assez. Si elles sont foncées, augmentez votre consommation d'eau.
- Revoir éventuellement son mode de contraception (si diaphragme).

À ne pas faire

- Laisser s'installer une constipation.
- Se retenir d'uriner : à chaque fois que vous y allez, c'est autant de germes en moins dans votre corps.
- Passer d'un partenaire sexuel à l'autre sans « précaution » : les cystites sont plus fréquentes

chez les femmes sexuellement très « actives ». Il ne s'agit pas de prôner l'abstinence, mais de prendre vos précautions : uriner avant ET après chaque rapport, se protéger (préservatif).

DÉMANGEAISONS VAGINALES

MYCOSE

J'ai des pertes blanches, ça me démange à l'intérieur, j'ai peur d'avoir une mycose.

Pourquoi ça démange ?

Parce qu'un champignon se développe dans le vagin, perturbant la flore locale habituellement équilibrée. En général, il s'agit de levures qui démangent et provoquent des sensations de brûlure. Les causes les plus fréquentes de mycose sont une hygiène inadaptée (insuffisante ou au contraire excessive), un traitement antibiotique ou/et une alimentation très riche en sucres (ces derniers ne déclenchent pas la mycose mais l'entretiennent).

Le réflexe / Voie orale

Arbre à thé. 2 gouttes dans une cuillère à café de miel 3 fois par jour.

 La formule du pharmacien / Voie vaginale

HE *Santalum album* (santal) 25 mg
HE *Cinnamomum verum* (cannelle de Ceylan écorce) 25 mg
HV Millepertuis 50 mg
Pour 1 ovule n° 6

Insérer 1 ovule dans le vagin au coucher, 6 soirs consécutifs.

> **Attention !** Respectez bien la posologie. 6 jours, c'est le minimum, n'arrêtez pas avant, même si vous vous sentez mieux. Il faut être sûre d'éradiquer totalement le germe. Si vous stoppez trop tôt, il peut y avoir récidive.

Pourquoi cette formule ?
- Santal : antiseptique génito-urinaire ; contre les congestions du petit bassin
- Cannelle : contre la colibacillose urinaire et la cystite bactérienne+++

Si vous avez tendance à avoir souvent des mycoses, ajoutez une formule interne pour éviter la récidive :

La formule du pharmacien / Voie orale

HE *Melaleuca alternifolia* (arbre à thé) 25 mg
HE *Origanum compactum* (origan) 25 mg
HE *Laurus nobilis* (laurier) 25 mg
HE *Cymbopogon martini* (palmarosa) 25 mg
HE *Thymus vulgaris geranoliferum* (thym à géraniol) 25 mg
Pour 1 gélule n° 60
Prendre 1 gélule gastrorésistante 3 fois par jour pendant 20 jours.

Pourquoi cette formule ?
- Laurier : contre le *Candida albicans* et autres candidas (champignons)
- Arbre à thé : antifongique ; contre les candidas (intestinaux et gynécologiques), les entérocolites et

vulvo-vaginites candidosiques chroniques ou à trichomonas
- Thym à géraniol : contre les cystites, les vaginites
- Palmarosa : antifongique gynécologique+++
- Origan : fongicide+++ et antiparasitaire+++

À faire

- Se reporter aux conseils « démangeaisons hors mycose » p. 164.
- On peut fort bien se réinfecter soi-même avec sa serviette de toilette ou ses sous-vêtements : tous les tissus en contact avec la zone génitale doivent bouillir (machine), tremper dans l'eau de Javel pendant un quart d'heure ou/et subir l'épreuve du fer à repasser…
- Éviter temporairement les aliments contenant des levures (bière, pain, gâteaux, fromage fermenté type roquefort, champignons, vinaigre, cornichons).

À ne pas faire

- Porter des vêtements ou sous-vêtements serrés, propices à la macération. Les champignons adorent les endroits chauds et humides. Aérez !
- Utiliser des déodorants intimes ou autres poudres désodorisantes. Toutes les poudres sont d'ailleurs à bannir, car elles contiennent une substance (amidon) qui constitue un milieu de culture splendide pour les mycoses.
- Porter un protège-slip en permanence. Cette (mauvaise) habitude est antiphysiologique. Il n'y a aucune raison d'en avoir besoin. Ponctuellement, pourquoi pas, mais vraiment ponctuellement.

DÉMANGEAISONS HORS MYCOSES

J'ai des démangeaisons dans la région génitale, mais je n'ai pas de pertes ou d'autres signes. Ça me gratte beaucoup, jour et nuit !

Pourquoi ce n'est pas une mycose ?

De très nombreuses femmes, et même des toutes jeunes filles, craignent d'avoir une mycose alors qu'elles ne souffrent en réalité que d'un déséquilibre écologique. Les muqueuses intimes ont un pH (une acidité) particulier, qui s'accommode mal des savons normaux – même de bonne qualité – et encore moins des produits agressifs. On peut ainsi souffrir de démangeaisons du matin au soir, et même la nuit, qui peuvent se renforcer après la toilette. Dans ce cas, les démangeaisons ne sont pas accompagnées d'autres signes.

Le réflexe / Voie externe

Lavande. Mélangez 5 gouttes dans 10 gouttes d'huile végétale et appliquez localement.

La formule express / Voie externe

HE Lavandin 5 ml
HE Lavande 5 ml
HE Tanaisie 5 ml
HV Macadamia qsp 30 ml
Appliquer localement 2 à 3 fois par jour.

Pourquoi cette formule ?
- Lavandin : calmant antiprurigineux ; contre prurits (démangeaisons)++
- Lavande : contre prurits++
- Tanaisie : antiprurigineuse, antihistaminique

À faire

- Une cure de probiotiques.
- Remplacer son savon « classique » par un gel nettoyant intime (vendu en pharmacie). Doux, frais, agréable !
- Le vagin est autonettoyant. Une toilette externe (jamais interne ! PAS DE DOUCHE VAGINALE) de la zone génitale 2 fois par jour est amplement suffisante. Ne vous récurez surtout pas avec des produits agressifs (je me souviens de cette cliente qui utilisait de l'eau de Javel !). Un nettoyage trop agressif élimine les bactéries protectrices, et nous revoici à la case départ.
- Être localement le plus « nature » possible : pas d'huile parfumée, de parfum, de déodorant intime. Éviter même le papier toilette coloré et parfumé !
- Porter à ses organes génitaux un minimum d'attention, mais sans focaliser. En gros, les laisser vivre.
- Éviter l'emploi répété de spermicide, ces produits chimiques perturbent la flore vaginale.
- Pendant les règles, changer fréquemment de protection.
- Éviter les aliments trop sucrés (en période de crise, limitez même la consommation de fruits).

GROSSESSE

Pourquoi la grossesse provoque-t-elle des petits incidents ?

Parce que c'est un chamboulement hormonal extraordinaire ! Tout le corps en est affecté. Sans parler de la crainte de l'accouchement, même si l'ensemble de la grossesse s'est bien déroulé. Contrairement aux idées reçues, toutes les huiles essentielles ne sont pas interdites pendant la grossesse, tant s'en faut. En fait, seule une petite poignée d'entre elles pourraient causer des problèmes, les autres se révélant au contraire fort utiles aux femmes enceintes. Cependant, pour écarter tout danger lié à une automédication non contrôlée, il est d'usage de restreindre l'aromathérapie pendant ces 9 mois très particuliers, surtout au 1er trimestre. Les conseils des quelques pages suivantes ne présentent bien évidemment aucun risque et les futures mamans auraient bien tort de s'en priver…

Je suis enceinte et j'ai des nausées.

Le réflexe / Voie orale

Citron. 2 gouttes dans une cuillère à café de miel 2 fois par jour.

La formule express / Voie orale

HE Gingembre 1 gtt
HE Citron 1 gtt
Diluer les 2 gouttes dans une cuillère à café de miel ou les poser sur un sucre.

En cas d'urgence vous pouvez les mettre directement dans la bouche (sans support).

À prendre le matin, encore dans son lit, avant de se lever et à renouveler plusieurs fois dans la journée si nécessaire.

Pourquoi cette formule ?

Ces 2 huiles essentielles lèvent les spasmes digestifs et ne présentent aucune contre-indication pendant la grossesse.

Je vais accoucher dans 2 semaines, y a-t-il des huiles essentielles qui préparent à l'accouchement ?

⚕ La formule du pharmacien / Voie orale

HE *Salvia sclarea* (sauge sclarée) 50 mg

Avaler 1 gélule matin et soir le dernier mois de la grossesse.

Pourquoi cette huile essentielle ?

Grâce à son action hormone like, la sauge sclarée favorise les contractions de l'utérus et facilite l'accouchement.

Mon conseil en +

Traditionnellement, une infusion de sauge, consommée pendant 4 semaines avant la naissance, peut aider à soulager les douleurs de l'accouchement. Je conseille pour ma part un « thé de sauge », c'est-à-dire une tasse de thé vert dans laquelle on verse 1 goutte d'huile essentielle de sauge (dans une cuillère à café de miel), 2 fois par jour. Sans lait !

Dans un cas comme dans l'autre, ces 2 boissons sont INTERDITES les 8 premiers mois de la grossesse.

À faire

- ✓ NE PAS FAIRE DE RÉGIME CE N'EST PAS LE MOMENT.
- ✓ Adopter le mode de vie le plus sain possible.
- ✓ Se rappeler que 95 % des grossesses se passent à merveille.
- ✓ Stopper toute ingestion de produits toxiques : alcool, tabac, médicaments si possible, café en excès…
- ✓ Concevoir des menus équilibrés à CHAQUE repas, notamment suffisamment riches en protéines et en sucres à index glycémique bas (quinoa, lentilles, haricots secs, fruits, légumes, fruits secs…). Pas un jour sans vitamine B9 (cresson, oseille, salades très vertes, foie, œufs, crudités), cruciale pour la femme enceinte et son bébé.
- ✓ Manger du poisson gras (saumon, truite de mer, hareng, anguille, maquereau…) au moins 2 à 3 fois par semaine, sauf le dernier mois (9e). Reprendre cette bonne habitude lors de l'allaitement. Les oméga 3 de ces poissons sont bénéfiques au développement cérébral du fœtus puis du bébé.
- ✓ Boire une bouteille d'eau minérale par jour (Hépar, Contrex, Salvetat, Vittel, Badoit, Courmayeur…).
- ✓ Sauf problème médical et repos obligatoire (rare), une activité physique, d'intensité adaptée évidemment, est bénéfique à tout point de vue.
- ✓ Privilégier les céréales *complètes* (y compris pour le pain, au levain).
- ✓ Grignoter de temps à autre, pourquoi pas si le choix est sain : par exemple à base de noix ou assimilé (noix du Brésil, noisettes, amandes…).

- ✓ Garder espoir : les nausées, même les plus insupportables, vont passer. Mais si !
- ✓ Se conformer aux conseils du médecin.
- ✓ Poursuivre les rapports sexuels si on le souhaite : le bébé ne risque rien.

À ne pas faire

- ✗ Croire que « grossesse » rime avec « maladie » : il s'agit d'un moment tout à fait particulier dans la vie d'une femme, mais normalement tout est prévu par la nature !
- ✗ Prendre n'importe quoi pour soulager ses maux. Pensez au bébé !
- ✗ Laisser un trouble s'installer. Il faut consulter si on a un doute.
- ✗ S'exposer à de grosses chaleurs (sauna…), surtout en début de grossesse.
- ✗ Fumer.
- ✗ Boire ne serait-ce qu'une goutte d'alcool.

LIBIDO

Pourquoi la libido connaît-elle des hauts et des bas ?

Vous aimez votre partenaire, normalement tout se passe bien, mais là vous avez un passage à vide. On dit que le sexe masculin est si léger qu'une simple pensée le soulève. Pour les femmes, c'est un peu différent. Il faut au contraire réunir un ensemble de choses pour que le désir daigne se présenter. Trop de fatigue, de stress… et la libido reste profondément endormie. Pour la réveiller, faites appel aux huiles essentielles.

Je n'ai pas envie de faire l'amour, j'ai la libido à zéro.

Le réflexe / Voie externe

Ylang-ylang. 1 goutte mélangée à 3 gouttes d'huile végétale. Appliquer sur le plexus solaire, 2 à 3 fois par jour pendant 10 jours.

⧗ La formule express / Voie externe

HE Ylang-ylang 2 ml
HE Rose de Damas 2 ml
HV Sésame qsp 10 ml

En mélange dans un flacon.

Appliquer 2 gouttes sur le plexus solaire, 2 à 3 fois par jour pendant 10 jours.

Pourquoi cette formule ?
- Ylang-ylang : aphrodisiaque, tonique sexuel ; contre la frigidité+
- Rose : tonique général, neurotonique+++, aphrodisiaque ; contre la fatigue sexuelle, la frigidité, l'impuissance++

À faire

- Dialoguer. Si vous n'avez pas envie de votre compagnon, essayez de déterminer pourquoi et entamez une discussion le cas échéant (sans l'agresser).
- Penser à soi avant de penser à l'autre. Ne vous dites pas : je dois accepter pour lui faire plaisir. Rien de bon ne sort de ce genre de raisonnement.

✓ Changer de partenaire si c'est lui qui pose problème. Solution radicale, mais parfois il n'y a pas d'autre possibilité !

À ne pas faire

- Attendre un miracle. La libido est un terme qui recouvre en réalité bien d'autres choses que les pulsions sexuelles. Il s'agit des pulsions de vie tout court. Si votre baisse de désir s'accompagne d'une lassitude générale, il y a un problème de fond. Fatigue ? Stress à la maison ? Soucis avec les enfants ?
- S'en vouloir : vous n'êtes pas superwoman, et il y a fort à parier que vous ne vivez pas avec Superman. On a tous le droit d'être fatigué.

MÉNOPAUSE

Que se passe-t-il ?

La ménopause n'est pas une maladie, ni une catastrophe ni un déclin. Comme la puberté ou la grossesse, c'est une étape naturelle dans la vie des femmes, signifiée par l'arrêt total des règles. Cependant, la chute des hormones féminines (œstroènes et progestérone) peut mener à des incidents de parcours (bouffées de chaleur) comme à des problèmes nettement plus préoccupants (troubles cardiaques, ostéoporose). En effet, jusqu'à la ménopause elles protègent le cœur, le squelette, la peau et… l'humeur. Après, l'organisme ne bénéficie plus de cette protection rapprochée.

J'ai 50 ans et des bouffées de chaleur me réveillent la nuit.

Le réflexe / Voie orale

Sauge sclarée. 2 gouttes dans une cuillère à café de miel 2 fois par jour.

La formule du pharmacien / Voie orale

HE *Pimpinella anisum* (anis vert) 20 mg
HE *Salvia officinalis* (sauge officinale) 20 mg
HE *Chamaemellum nobile* (camomille romaine) 10 mg
HE *Salvia sclarea* (sauge sclarée) 20 mg
Pour 1 gélule n° 60
Avaler 2 gélules par jour.

Pourquoi cette formule ?
- Anis vert : action semblable à celle de nos œstrogènes+++
- Sauges : « œstrogène-like » (« mime nos œstrogènes »), préménopause+++
- Camomille : calmante du système nerveux+++

À faire

- Perdre du poids si besoin. L'excès de graisses augmente les risques de troubles hormonaux d'une part, et ceux de fracture d'autre part.
- Pratiquer un exercice physique. La sédentarité est (co)responsable ou aggrave la majorité des maux. Plus on bouge, plus on fabrique du muscle et moins on perd d'os. Le cerveau et le cœur bénéficient eux aussi grandement de vos efforts.

- ✓ Adopter une alimentation type régime méditerranéen, Okinawa ou Portfolio. Huiles d'olive et de colza, beaucoup de végétaux (fruits, légumes, légumineuses), peu de protéines animales (limiter la viande et les produits laitiers). Maintenir (ou mieux : augmenter) ses apports en calcium alimentaire en focalisant sur les eaux riches en calcium (Talians, Hépar, Contrex, Courmayeur), les fruits et légumes, les amandes, qui apportent de multiples substances protectrices en plus du calcium.
- ✓ Manger au minimum 5 portions de fruits et légumes par jour. Vous pouvez faire mieux ! Mention « très bien » à l'oignon, le brocoli, l'ananas, les noix (ils protègent le squelette), les choux, les épinards, les asperges (ils s'opposent à l'homocystéine, un facteur majeur de risque cardiaque), tous les produits dérivés du soja, légumes secs, céréales complètes... (pour leurs phytohormones).
- ✓ Penser aux poissons gras (sardines, maquereaux, anguilles...), bénéfiques sur tous les plans : hormonaux, cardio-vasculaires, nerveux...
- ✓ S'exposer (raisonnablement) au soleil chaque jour. D'une part pour que la vitamine D fixe le calcium sur l'os, d'autre part pour que l'ensemble des réactions physiologiques fonctionnent correctement.

À ne pas faire

- ✗ Fumer. Les méfaits du tabac empirent de façon vertigineuse à la ménopause. Ce tueur en série double le risque de cancer du col de l'utérus, augmente celui d'incontinence urinaire et d'ostéoporose, altère la peau (rides, moins bonnes défenses...), etc.

- Abuser des viandes et produits laitiers (dont fromages). En acidifiant le milieu interne, ils pourraient favoriser la fuite de calcium. En revanche, bienvenue aux protéines végétales (légumineuses, céréales, noix).
- Aller au-devant des facteurs déclenchant vos bouffées de chaleur (épices, maison surchauffée, douche bouillante…).
- Abuser de l'alcool et des aliments contenant de la caféine (café, thé, cacao, colas).
- Voyager dans les pays chauds et humides.

RÈGLES (TROUBLES)

J'ai des règles (très) douloureuses / je n'ai plus de règles du tout / j'ai des règles très irrégulières.

Pourquoi les règles posent-elles souvent des problèmes ?

Elles sont la conséquence d'un délicat mécanisme hormonal, qu'un rien peut perturber chez certaines femmes. Stress, alimentation, conditions climatiques… tout influence le cycle menstruel, en bien ou en mal. Rien ne sert de souffrir en silence, demandez secours aux huiles essentielles !

Le réflexe / Voie orale

Sauge sclarée. 2 gouttes dans une cuillère à café de miel 2 à 3 fois par jour (**interdite aux enfants et aux femmes enceintes !**).

♆ La formule du pharmacien / Voie orale

HE *Salvia sclarea* (sauge sclarée) 40 mg
HE *Salvia officinalis* (sauge officinale) 10 mg
HE *Pimpinella anisum* (anis vert) 20 mg
Pour 1 gélule n° 60

- *Si troubles des règles*, prendre 2 gélules matin et soir les 15 premiers jours du cycle.
- *Si absence de règles*, prendre 3 gélules par jour jusqu'à apparition des règles.

Pourquoi cette formule ?
Ces 3 huiles essentielles possèdent les mêmes propriétés : activité semblable à nos œstrogènes+++, déclenchent les règles ; contre les règles douloureuses, insuffisantes, irrégulières

> Attention ! Même si théoriquement vous n'auriez pas imaginé utiliser cette formule chez une femme enceinte (et pour cause !) ou chez un enfant, voici une confirmation : cette préparation ne convient ni à l'une ni à l'autre.

À faire

- Manger suffisamment : les femmes au régime trop restrictif ont un cycle menstruel perturbé.
  Penser au magnésium, qui soulage énormément certaines femmes : buvez de l'eau minérale *ad hoc*, type Hépar, Salvetat, Contrex et supplémentez-vous (magnésium marin impératif !).
- Les douleurs cèdent souvent avec la prise de capsules d'onagre ou de bourrache (huiles riches en acides gras oméga 6). Parlez-en à votre pharmacien.

À ne pas faire

- Croire que les huiles essentielles vont tout solutionner. Elles soulagent et aident le cycle à redevenir « normal » mais si vous ne mangez pas suffisamment, par exemple, n'en attendez aucun résultat durable !
- Exposer le bas-ventre au froid : les douleurs sont au contraire apaisées par la chaleur (on porte d'ailleurs instinctivement sa main sur le ventre).

LES HOMMES

Il n'y a pas pire qu'un homme mal fichu, affaibli ou, pire, maladif. Toutes les femmes le savent : un demi-degré de fièvre et la terre ne tourne plus rond, un minuscule point blanc au fond de la gorge achève son moral et le propulse chez le notaire. Accordons-leur tout de même plusieurs circonstances atténuantes : d'une part certains hommes font dignement face à cette faille dans leur cuirasse sans geindre, d'autre part certaines femmes se plaignent parfois bien plus, et plus souvent ! Mais sachez aussi décoder leurs silences : ce qui touche spécifiquement ces messieurs (sphère sexuelle) les perturbe parfois plus qu'ils ne l'avouent…

PROSTATE (ADÉNOME)

Je me lève quatre fois par nuit pour uriner, j'ai du mal à vider ma vessie.

Pourquoi ça gêne ?

Avec l'âge, certaines modifications hormonales se traduisent par le grossissement de la prostate. Cette glande prend peu à peu trop de place et gêne l'évacuation de l'urine. Son propriétaire est alors forcé de renouveler plusieurs fois l'opération pour avoir la sensation d'être enfin vidé. Et naturellement, ça ne dure pas, puisque la vessie se remplit à nouveau... c'est son rôle. À moins d'arrêter de boire, ce qui est une très mauvaise idée. Traitez vite cet inconfort avec nos huiles essentielles avant qu'il ne gâche vraiment votre vie, vos nuits et celles de votre partenaire.

Le réflexe / Voie orale

Pin larichio. 2 gouttes dans une cuillère à café de miel 2 fois par jour.

La formule du pharmacien / Voie orale

HE *Cupressus sempervirens* (cyprès) 25 mg
HE *Myrtus communis* (myrte à cinéole) 25 mg
HE *Pinus laricio* (pin larichio) 25 mg
Pour 1 gélule n° 60
Prendre 1 gélule matin et soir pendant 1 mois.

Pourquoi cette formule ?
Ces 3 huiles essentielles sont : antiseptiques des voies urinaires ; contre la prostatite congestive, l'adénome prostatique, la prostatite inflammatoire+++

Encore plus d'efficacité

Alternez votre traitement aux huiles essentielles (1 mois) avec un complément alimentaire (à prendre pendant 1 mois aussi) incluant du pygeum africanum, du saw palmetto, du lycopène et des pépins de courge.

À faire

- ✓ Pratiquer une activité physique quotidienne suffisante. Jardinage, marche, vélo, sport... à vous de choisir !
- ✓ Consommer plusieurs fois par semaine un plat avec de la tomate cuite (lycopène) et/et en sauce.
- ✓ Manger plusieurs fois par semaine du poisson gras – saumon, hareng, maquereau, anguille – (oméga 3).
- ✓ Alterner l'huile de colza, de noix, de pépins de courge.

À ne pas faire

- ✗ Manger trop de graisses d'origine animale : diminuez les apports en viandes, sauces, produits laitiers gras, notamment fromages. Une viande rouge par semaine suffit.
- ✗ Consommer trop d'alcool. Un ou deux verres de vin rouge par jour suffisent amplement.

VITALITÉ MASCULINE

Je suis fatigué, je n'y arrive plus. Euh... J'ai aussi du mal à... enfin j'aimerais bien avoir des rapports sexuels plus satisfaisants mais « ça » ne marche pas bien.

Pourquoi ça gêne ?

Chez les hommes, le sujet de la vitalité sexuelle prend vite une tournure obsessionnelle voire angoissante. Parfois, ils « n'y » arrivent plus, comprenez : ils ne peuvent avoir de relations sexuelles satisfaisantes en raison d'une grande fatigue physique ou nerveuse.

C'est pire que si le ciel leur tombait sur la tête... Souvent, ces valeureux chevaliers s'épuisent au travail tout en cherchant à retrouver coûte que coûte quelques performances au lit. Or, l'un ne va pas sans l'autre.

Si c'est juste une fatigue générale, voir p. 203.

Si la libido est en baisse ou si l'acte sexuel est plus difficile :

Le réflexe / Voie orale

Menthe bergamote (pas poivrée !). Appliquer 1 goutte sur le plexus sacré 3 fois par jour pendant 10 jours.

℞ La formule du pharmacien / Voie orale

HE *Eugenia caryophyllus* (girofle) 10 mg
HE *Zingiber officinale* (gingembre) 10 mg
HE *Cinnamomum Cassia* (cannelle de Chine) 10 mg
HE *Rosmarinus officinalis verbenoniferum* (romarin à verbénone) 10 mg
HE *Piper nigrum* (poivre noir) 10 mg
Pour 1 gélule n° 60

Prendre 1 gélule matin et soir aux repas pendant 3 semaines.
Faire 4 cures par an.

Pourquoi cette formule ?

- Cannelle de Chine : aide à positiver, équilibrante nerveuse, immunostimulante, tonique et stimulante générale, aphrodisiaque, active la circulation au niveau du pénis ; contre l'impuissance fonctionnelle masculine++

Les hommes \ **181**

- Girofle : stimulant général+++, neurotonique, aphrodisiaque léger
- Gingembre : tonique sexuel, aphrodisiaque+++ ; contre l'impuissance+++
- Romarin à verbénone : équilibrant endocrinien, régulateur hypophyso-testiculaire ; lutte contre les problèmes sexuels d'origine nerveuse (fatigue, dépression)
- Poivre noir : aphrodisiaque+ ; contre l'asthénie sexuelle
- Menthe bergamote : tonique++++, tonique sexuelle masculine, contre l'asthénie sexuelle masculine+++

Toutes ces huiles essentielles améliorent la condition physique, les fonctions sexuelles et la libido.

Encore plus d'efficacité

Alterner cette cure d'huiles essentielles (1 mois) avec un complément alimentaire (à prendre pendant 2 mois) contenant de l'extrait de tribulus dosé à 250 mg, 3 fois par jour en gélules.

À faire

- ✓ Se détendre. Se reposer.
- ✓ Sourire.
- ✓ Dialoguer.
- ✓ Renouer avec un mode de vie sain : balades, vie simple, alimentation légère et bien choisie (fruits et légumes incontournables).
- ✓ Régler les problèmes qui doivent l'être (couple, travail) : ne pas laisser une situation négative s'installer ; il sera plus dur de la solutionner plus tard.

À ne pas faire

- Se renfermer sur soi-même.
- Croire qu'un traitement, à base d'huiles essentielles ou autre, peut remplacer une bonne alimentation ou une hygiène de vie correcte.
- S'obstiner à vouloir faire l'amour à quelqu'un dont on n'a pas envie ou qui n'en a pas envie.
- Fumer et boire de l'alcool : ces deux « activités » sont les deux pires ennemis de l'homme.

LE MÉTABOLISME

Le métabolisme, pour résumer grossièrement, c'est tout ce qui se passe au sein de la matière vivante. Une définition à première vue un peu floue mais pour le corps, elle désigne au contraire des paramètres extrêmement précis : le taux de cholestérol, d'urée, de sucre, etc. Tout est quantifié au microgramme près. Lorsque l'ensemble est équilibré, tout se passe bien. Que l'une ou l'autre de ces constantes varie, et l'ensemble de l'harmonie peut être remis en question. Les ennuis guettent.

CHOLESTÉROL (EXCÈS)

Mon médecin m'a diagnostiqué, à la suite de bilans biologiques, un excès de cholestérol. Que dois-je faire ?

Pourquoi c'est un problème ?

Le cholestérol, une substance grasse circulant dans notre sang, n'est pas un problème en soi. C'est même un élément naturel indispensable à notre santé. Il sert, par exemple, à la fabrication de nombreuses hormones. Hélas, dans certaines conditions, il s'oxyde et majore le risque de « boucher » les artères, donc de provoquer un accident (infarctus, attaque cérébrale). Sans doute avez-vous entendu parler de « bon » et de « mauvais » cholestérol. On sait maintenant que ce n'est pas tant d'avoir trop de cholestérol qui pose problème, mais trop de « mauvais ». Il ne faut donc pas livrer une chasse drastique au cholestérol, mais plutôt protéger son cœur en améliorant l'ensemble des paramètres qui y concourent. Le premier réflexe pour y parvenir est d'adopter l'alimentation méditerranéenne ou le régime Portfolio, ce dernier ayant été scientifiquement testé en milieu hospitalier, avec des résultats très probants. Et faites-vous aider des huiles essentielles !

Le réflexe / Voie orale

Ail. 2 gouttes dans une cuillère à café d'huile d'olive, à la fin de chaque repas.

La formule du pharmacien / Voie orale

HE *Daucus carota* (carotte) 20 mg
HE *Helichrysum italicum* (hélichryse) 20 mg
Pour 1 gélule n° 60

Prendre 1 gélule gastrorésistante + 1 capsule d'ail désodorisé à chacun des 3 repas, cures de 21 jours, à renouveler tous les 2 mois ou plus selon les bilans biologiques.

Pourquoi cette formule ?
● Ail : vasodilatateur des artérioles et capillaires, hypotenseur, fluidifiant sanguin, antihypercholestérol, antiagrégant plaquettaire++ ; contre la fatigue cardiaque, certaines tachycardies, les spasmes vasculaires, l'hypercoagulabilité sanguine, l'hypertension++

Le métabolisme \ **185**

- Hélichryse : action positive sur les transporteurs du cholestérol (= favorise le bon cholestérol au détriment du mauvais)
- Carotte : hypocholestérolémiante+, anticoagulante légère

Encore plus d'efficacité

Associez à cette formule des acides gras oméga 3 (3 capsules par jour) + 1 cuillère à soupe de phosphatidylcholine au début des repas. Ces compléments alimentaires sont en vente en pharmacie ou en boutique de produits naturels.

À faire

Changer ses habitudes alimentaires :
- ✓ 5 fruits et légumes par jour, minimum, surtout ceux qui apportent des phytostérols (voir encadré Portfolio p. 190). Les fibres de tous les végétaux sont l'une de vos meilleures armes. Focalisez sur les pommes.
- ✓ Les poissons (y compris ceux dits « gras ») devraient devenir votre principale source de protéines animales.
- ✓ Côté gras, préférez l'huile d'olive pour la cuisson, celles de colza et de noix pour l'assaisonnement.
- ✓ Les yaourts demi-écrémés sont les seuls produits laitiers conseillés. 1 par jour suffit.
- ✓ Les légumineuses (légumes secs : lentilles, haricots, pois chiches...) contiennent des substances anticholestérol.

- ✓ Les céréales complètes sont préférables – et de loin – à leur version raffinée. Avoine et orge sont particulièrement recommandées.
- ✓ Tous les gras ne sont pas « nocifs » : certains d'entre eux apportent même du « bon » cholestérol qui, contrairement au « mauvais », nettoie les artères et évacue les plaques d'athérome. Il est aussi important d'en consommer suffisamment, que de réduire les autres. Ce sont les fameux oméga 3 et 9, que l'on trouve dans le saumon, la sardine, le thon ou le maquereau, mais aussi dans les oléagineux (amandes, noisettes…) ainsi que dans les huiles mentionnées plus haut.
- ✓ L'ail frais est peut-être l'ennemi de votre haleine, mais c'est le meilleur ami de votre cœur. Alternez avec l'oignon, l'échalote ou le gingembre.

À ne pas faire

- ✗ Tout attendre d'un traitement quel qu'il soit : huiles essentielles, traitements classiques et autres thérapeutiques ne sont qu'un volet pour faire baisser le taux de cholestérol. Ils ne remplaceront jamais une alimentation et une hygiène de vie adaptées.
- ✗ Abuser des viandes grasses, fromages gras, produits laitiers, abats, œufs et alcool. Arrêtez totalement (pendant quelque temps) les pâtisseries, les viennoiseries…
- ✗ Fumer. Le tabac accélère l'oxydation des graisses, aggravant très notablement le problème du cholestérol, déjà préoccupant en soi.

- Ne pas faire de sport. Une diététique adaptée réduit le taux de « mauvais » cholestérol, l'activité sportive régulière augmente le taux du « bon ».
- Garder ses kilos en trop. Lorsqu'on prend 1 kg, le cholestérol monte de 2 points... Merveille : les régimes crétois et Portfolio, anticholestérol, font aussi mincir !
- Consommer des matières grasses hydrogénées ou partiellement hydrogénées. Ces acides gras « trans » participent à l'augmentation du cholestérol. On trouve ce type de gras dans bon nombre de préparations industrielles (pizza, quiches, biscuits), il suffit de lire les étiquettes.
- Focaliser sur le cholestérol. D'autres ennemis sournois guettent. Gardez notamment un œil sur votre taux d'homocystéine (marqueur de l'oxydation et des risques d'accidents au niveau du cœur et du cerveau). Et mangez chaque jour des aliments riches en vitamine B9 : cresson, épinards, persil, oseille, châtaigne, brocoli, melon, chou vert, fenouil, toutes salades vertes (feuilles foncées).

Régimes crétois ou Portfolio : pourquoi ça marche ?

Ces deux régimes sont particulièrement bénéfiques pour le cœur. Ils aident à équilibrer le taux de cholestérol, mais également celui de triglycérides, contribuent à une bonne fluidité du sang et préviennent les caillots. Mais ils sont aussi très riches en antioxydants, dont on sait aujourd'hui l'importance pour protéger le cœur, ainsi qu'en fibres et en une multitude de substances protectrices qui prennent soin du système cardiaque à chaque bouchée. Les bienfaits de ces deux régimes (surtout Portfolio, validé par plusieurs études scientifiques en milieu hospitalier), de conception très proche, rivalisent avec les médicaments anticholestérol, toxicité et effets secondaires en moins !

> ## En mangeant Portfolio...
>
> La baisse du cholestérol est comparable à celle obtenue par les statines de première génération (les médicaments n° 1 contre le cholestérol), à savoir une chute du taux de cholestérol en moyenne de 13 % (20 % pour les plus « réceptifs »), et ce en quelques semaines seulement. Le taux de « mauvais » cholestérol chute, lui, jusqu'à − 35 %. Une vraie révolution ! Premier régime à l'efficacité anticholestérol prouvée, Portfolio est fondé sur un panel d'aliments (d'où son nom) ayant eux-mêmes démontré leurs propriétés anticholestérol. C'était logique qu'en les réunissant, ils fassent baisser le taux de cholestérol. Mais les chercheurs ont été surpris de constater à quel point.
>
> **Les 6 grands principes du régime Portfolio**
> – Une alimentation très riche en végétaux : fruits, légumes, soja, céréales, amandes…
> – Beaucoup de fibres.
> – Beaucoup d'antioxydants naturels (flavonoïdes).
> – Priorité aux « bons » gras.
> – Priorité aux bonnes protéines.
> – Des végétaux riches en phytostérols (composés anticholestérol présents dans les amandes).

DIABÈTE ET PRÉDIABÈTE

J'ai un peu trop de sucre dans le sang, mon médecin m'a dit que j'étais à la limite du diabète.

Pourquoi c'est grave ?

Ce n'est pas le diabète qui est grave, ce sont ses conséquences. Le diabète est une anomalie de la régulation du sucre. L'insuline, hormone chargée de faire pénétrer le sucre dans les cellules, fonctionne mal ou pas, et le sucre s'accumule dans le sang. On est catalogué diabétique lorsqu'on a au-delà de 1,26 g/l de sucre dans le sang (hyperglycémie). La maladie touche 4 % de la population et est en nette progression chaque année. Pire, il y aurait en France 500 000 à 800 000 diabétiques qui s'ignorent ! Toute la difficulté est de maîtriser son taux de sucre sanguin : l'hypoglycémie (pas assez de sucre dans le sang) mène aux malaises et ne permet pas une vie « normale », mais l'hyperglycémie (trop de sucre dans le sang) accélère le vieillissement de l'organisme et entraîne des affections graves dans tout le corps (artères, œil, cœur, cerveau, organes…). Il existe deux types de diabète. Celui de type 1 ou DID (diabète insulinodépendant), pour lequel les patients doivent s'injecter régulièrement de l'insuline, et celui de type 2 ou DNID (non insulinodépendant). Il n'est question ici que du diabète de type 2 (soit 80 % des diabétiques), celui que l'on « acquiert » au fil des années… et des erreurs alimentaires.

Le réflexe / Voie interne

Géranium. 2 gouttes dans une cuillère à café de miel à la fin de chaque repas.

☤ La formule du pharmacien / Voie orale

HE *Citrus limon* (citron) 10 mg
HE *Cananga odorata* (ylang-ylang) 10 mg
HE *Pelargonium asperum Bourbon* (géranium rosat Bourbon) 40 mg

➡ Pour 1 gélule n° 60
Prendre 1 gélule gastrorésistante au cours de chaque repas jusqu'au retour à la normale puis en entretien par cures de 10 jours régulièrement.

Pourquoi cette formule ?
- Citron : fluidifie le sang, hypotensif ; peut participer à la prévention de certains accidents d'origine diabétique
- Ylang-ylang : équilibrant+++, antidiabétique+ ; contre l'hypertension artérielle++
- Géranium : lutte contre l'insuffisance du foie et du pancréas (l'organe qui sécrète l'insuline)+++

À faire

- Surveiller attentivement son alimentation. Apprendre notamment à reconnaître les sucres qui sont bénéfiques (à index glycémique bas, plutôt dans les fruits, légumes secs et légumes frais, ces derniers devant être cuisinés simplement, à la vapeur, et non frits) de ceux qui ne le sont pas (à index glycémique élevé, dans les confitures, bonbons, biscuits mais aussi les céréales raffinées – riz blanc…). Adoptez d'urgence, au quotidien et pour toujours l'alimentation IG (régime Index Glycémique ou régime Charge Glycémique).
- Un peu d'ail chaque jour.
- Pratiquer un sport. L'exercice physique améliore l'équilibre glycémique. Avec la seule pratique de sport (en plus d'un régime adapté), 70 % des diabétiques traités par comprimés ont pu suspendre leur traitement ! Les sports les plus utiles sont la

natation, le water-polo, l'aviron, le cyclisme, le ski de fond, le golf, la marche sportive et la randonnée pédestre. Pratiquer au moins 3 fois par semaine.
✓ Se détendre. Le stress perturbe l'équilibre hormonal en général, et la glycémie (taux de sucre sanguin) en particulier.

À ne pas faire

× Se dire que « ça va passer » et que comme on n'a pas de douleur, ce n'est pas grave. En l'absence de mise en place d'une alimentation appropriée et d'une surveillance étroite, la situation ne peut que s'aggraver. Au début, il suffit généralement de peu de chose pour la rétablir et retrouver l'équilibre glycémique !
× Fumer. Plus on a de sucre dans le sang, plus le tabac est néfaste. Tabac + diabète = altération des vaisseaux multipliée par 10.
× Modifier ou interrompre son traitement antidiabétique (comprimés ou piqûres d'insuline) si votre médecin vous en a prescrit un.

SURPOIDS

J'ai pris 7 kg en 1 an. Je n'ai pas envie de suivre n'importe quel régime farfelu, d'ailleurs j'en ai déjà suivi plein et ils ne marchent pas.

Faut-il vraiment mincir ?

Si vous n'avez que quelques kilos à perdre, tant mieux pour vous. Occupez-vous en avant que votre surpoids ne prenne de l'ampleur. Si vous êtes vraiment obèse,

En mangeant crétois...

Le risque de mortalité totale et de mortalité cardiaque diminue de près de 30 % ! Mieux : le Dr Serge Renaud a mis au régime crétois 300 personnes ayant subi un accident cardiaque, et comparé les résultats avec ceux de 300 cardiaques qui suivaient les recommandations classiques des cardiologues. Au bout de deux ans, les résultats furent sidérants : réduction de 70 % de la mortalité cardiaque dans le premier groupe. Bien moins dans le second...

Les 10 grands principes du régime crétois

– Peu de graisses saturées : aucun produit laitier (ni lait, ni beurre, ni fromage, sauf de chèvre).

– Aucune viande grasse (pas de porc ou de bœuf, uniquement du poisson et de la volaille).

– Pas de charcuterie ni de pâtisserie (uniquement des fruits au dessert).

– Du poisson comme source principale de protéines animales.

– Uniquement de l'huile d'olive et de colza comme corps gras.

– Du pourpier (une salade que l'on trouve peu chez nous), de la mâche, de l'huile de caméline (en pharmacie).

– Des noix et fruits secs ; des herbes, des aromates...

– Des tomates en pagaille, de l'ail tous les jours ; des fruits et légumes en abondance.

– Des escargots (cuisinés à l'huile d'olive et tomate).

– Un ou deux verres de vin rouge chaque jour. Pas plus !

n'attendez pas pour entamer une chasse aux kilos. C'est urgent. Il est grand temps de considérer l'obésité comme un facteur de mortalité précoce majeur et non comme un simple « problème esthétique ». Le surpoids important représente un risque considérable pour la santé. Les obèses risquent plus que les autres de développer de nombreuses maladies comme le diabète, les troubles cardio-vasculaires, certains cancers, la cataracte, la dégénérescence maculaire (maladie de l'œil menant à la cécité), sans compter tous les troubles hormonaux, locomoteurs et psychiques liés à ces kilos superflus. Au total, cela se traduit par une espérance de vie écourtée de 13 ans pour les personnes obèses. Ne prenez pas les kilos… à la légère ! Il est illusoire d'imaginer maigrir sans changer ses habitudes alimentaires et sans pratiquer une activité physique suffisante et quotidienne, deux facteurs conjointement responsables de l'immense majorité des cas de surpoids. Mais les huiles essentielles peuvent vous aider !

La formule du pharmacien / Voie orale

HE *Citrus limonum* (citron) 50 mg
HE *Juniperus Communis* (genièvre) 10 mg
HE *Salvia sclarea* (sauge sclarée) 25 mg
Pour 1 gélule n° 180
Prendre 2 gélules aux 3 repas.

Pourquoi cette formule ?
- Sauge : favorise l'élimination graisseuse+++, anticellulitique, régulatrice circulatoire. **La sauge est interdite pendant la grossesse.**
- Citron : diurétique, désinfiltrant
- Genièvre : décongestionnant veineux ; contre l'insuffisance pancréatique

À faire

- ✓ Intégrer cette notion « de base » : pour ne pas grossir, il faut que les « entrées » (aliments) ne soient pas supérieures aux « sorties » (dépense physique).
- ✓ Intégrer aussi ce grand principe : mangez comme un roi le matin, comme un prince à midi, comme un pauvre le soir. Autrement dit plus la journée avance, plus les repas s'allègent.
- ✓ Choisir des aliments rassasiants, pleins de vitamines et minéraux afin d'éviter les fringales. Parmi ceux qui tiennent leurs promesses de satiété : pommes de terre, poisson, avoine, oranges, pommes, steak, haricots blancs, raisins, produits à base de céréales complètes (pain, pâtes), œufs[1].
- ✓ Fuir **absolument** les aliments riches en sucres à index glycémique élevé (voir « diabète » p. 190).
- ✓ Faire un bilan hormonal si vous avez autour de 50 ans.

À ne pas faire

- ✗ Croire qu'il faut manger « moins ». C'est vrai dans certains cas, mais le plus souvent il faut manger « mieux », c'est-à-dire autrement.
- ✗ Compter les grammes, les calories, les points verts et jaunes, le nombre de bouchées… Arrêtez de compter et réfléchissez.
- ✗ Faire de gros repas. Mieux vaut fractionner ses apports caloriques en 4 ou 5 petits repas.
- ✗ S'affamer, c'est le plus sûr moyen pour reprendre du poids tout de suite après.

---

1. Lire *IS antikilos*, Anne Dufour et Carole Garnier, Leduc.s Éditions.

× Éviter les régimes sur le court terme, sauf s'il s'agit de perdre quelques kilos. Le « vrai » surpoids se traite en changeant « vraiment » ses habitudes alimentaires sur le long terme, voire pour toujours.

TENSION (TROUBLES DE LA)

Pourquoi faut-il surveiller sa tension ?

Une pression artérielle normale ne dépasse pas 14/9. Le chiffre le plus haut correspond à la pression systolique, c'est-à-dire l'intensité avec laquelle le cœur propulse le sang. Le chiffre inférieur, diastolique, mesure la pression du sang contre les parois des artères entre deux pulsations.

Au-delà de 14/9, c'est l'hypertension, et certains médecins estiment même que ces chiffres devraient être revus à la baisse : la relation entre survenue de maladie cardio-vasculaire et niveau de pression artérielle apparaît déjà bien au-dessous de ce seuil. En tout cas, les problèmes se profilent à l'horizon lorsque le sang est propulsé avec une telle force dans les artères, qu'elles sont endommagées, et que ce surplus de travail surmène le cœur. Et si personne ne parvient à se mettre vraiment d'accord sur les chiffres, il est certain que moins on se trouve sous « haute tension », mieux ça vaut.

Bien plus rare, ponctuelle et sans conséquence grave, l'hypotension correspond à une baisse excessive de la pression artérielle. Dans la majorité des cas, elle est due à un surmenage (trop de travail, de stress) ou à un traitement médicamenteux.

HYPERTENSION ET TACHYCARDIE

J'ai l'impression de sentir mon cœur battre très vite, ça me fait peur, surtout que mon médecin m'a dit que j'avais trop de tension.

Le réflexe / Voie orale

Ylang-ylang. 2 gouttes dans une cuillère à café de miel 2 fois par jour.

 La formule du pharmacien / Voie orale

HE *Lavandula burnatii* (lavandin super) 20 mg
HE *Cananga odorata* (ylang-ylang) 15 mg
HE *Lavandula angustifolia* (lavande vraie) 10 mg
HE *Origanum majorana* (marjolaine) 10 mg
HE *Rosmarinus officinalis* (romarin à verbénone) 10 mg
Pour 1 gélule n° 60

Prendre 1 ou 2 gélules gastrorésistantes matin et soir jusqu'au retour à la normale (vous ne devez plus sentir votre cœur battre, la tension doit baisser sensiblement) + 3 capsules d'ail désodorisé par jour.

Pourquoi cette formule ?

- Ail : vasodilatateur des artérioles et capillaires, hypotenseur, fluidifiant sanguin ; antiagrégant plaquettaire++ ; contre la fatigue cardiaque, certaines tachycardies, les spasmes vasculaires, l'hypertension++, l'hypercoagulabilité sanguine
- Lavande et lavandin : hypotensifs, cardiotoniques+, fluidifiants+, anticoagulants légers ; contre les cardialgies (douleurs cardiaques), la tachycardie

- Marjolaine : hypotensive, vasodilatatrice ; contre les troubles cardio-vasculaires (tachycardie, troubles du rythme…)
- Romarin : contre les troubles du rythme (arythmie, tachycardie…)
- Ylang-ylang : antispasmodique, équilibrant+++ ; contre la tachycardie, l'hypertension++

À faire

- Adopter le « Régime crétois » p. 189 ou le « Régime Portfolio » p. 190.
- Surveiller le sel (sodium) de TRÈS près.
- Les produits industriels contiennent souvent trop de sodium. Parmi les pires, retenez :
  - soupes et concentrés de bouillons ;
  - viandes et poissons salés (anchois, caviar, hareng salé, sardine, thon et saumon en conserve, toutes les charcuteries) ;
  - graines et noix salées ;
  - craquelins, bretzels, pop-corn salés ;
  - choucroute, olives, marinades ;
  - ketchup, raifort, moutarde, monoglutamate de sodium (MGS), les sauces en général y compris la sauce au soja ;
  - sodas ;
  - entremets instantanés en poudre ;
  - pâtisseries industrielles ;
  - céréales pour petit déjeuner (certaines) ;
  - fromages.
- Faire la chasse au moindre grain de sel est vain, mais augmenter ses apports en potassium, qui équilibre le sodium, est la meilleure des idées. Les aliments qui en contiennent le plus :

- légumes : persil, épinard, pourpier, ail, fenouil, champignon, pissenlit, oseille, artichaut, brocoli, pomme de terre, betterave, potiron, céleri, chou-fleur, salsifis ;
- fruits : abricot sec, banane, raisin et figue, noix, datte, avocat, noix de coco, abricot, melon, kiwi, groseille, cerise, grenade, prune, framboise, mûre.

Remarque : quand on mange peu d'aliments salés, on mange automatiquement des aliments à haute teneur en potassium. Donc inutile de chercher des combinaisons alimentaires compliquées : dès lors que les légumes et les fruits remplacent les frites, les pizzas ou les desserts sucrés (donc salés – lisez les étiquettes !), c'est gagné !

✓ Augmenter ses apports alimentaires en magnésium. Le magnésium régule le système sodium/potassium, dont le déséquilibre entraîne la prise de poids, elle-même facteur d'hypertension. Les eaux minérales riches en magnésium (Salvetat, Hépar…), vous apportent votre « dose » sans aucune calorie.

À ne pas faire

- ✗ Garder ses kilos en trop. Même une perte de poids modeste peut améliorer très nettement les chiffres de la pression artérielle.
- ✗ Continuer à dévorer viande, fromage et produits laitiers sans modération.
- ✗ Boire trop d'alcool. En revanche, un verre de vin rouge par jour (maximum 2) semble plutôt bénéfique.

- ✗ Consommer des boissons sucrées, même « light ». Mieux vaut les remplacer par de l'eau ou des tisanes (rooibos, thé vert…).
- ✗ Vivre dans le stress. Il faut combattre par tous les moyens ce redoutable ennemi qui fait grimper la tension.

HYPOTENSION

Je suis fatigué et j'ai une tension très basse.

> ### Le réflexe / Voie orale
>
> Menthe. 2 gouttes dans une cuillère à café d'huile d'olive ou sur un comprimé neutre, 2 fois par jour (de préférence le matin et à midi, éviter le soir).

℞ La formule du pharmacien / Voie orale

HE *Salvia sclarea* (sauge sclarée) 10 mg
HE *Mentha piperita* (menthe poivrée) 50 mg
Pour 1 gélule n° 30

Avaler 1 ou 2 gélules matin et midi jusqu'à amélioration (en général 5 à 10 jours).

Pourquoi cette formule ?
- ♦ Sauge : hypertensive à faibles doses
- ♦ Menthe poivrée : cardiotonique, hypertensive

URÉE (EXCÈS)

Après bilan biologique, mon médecin m'a dit que j'avais trop d'urée dans le sang.

Pourquoi il faut faire attention ?

Nous avons tous de l'urée dans le sang. Son taux ne doit pas dépasser 70 mg chez l'homme (60 mg chez la femme), sinon, des cristaux d'acide urique peuvent se déposer dans diverses parties du corps. Si les cristaux s'orientent vers les reins, on risque le calcul rénal (aïe !), si c'est dans les articulations, on risque l'inflammation (guère mieux, même si moins soudain). Plus rarement, les cristaux forment des sortes de petits cailloux sous la peau. Pas très sexy... L'excès d'urée est également le plus sûr moyen de faire une crise de goutte, demandez au capitaine Haddock ce qu'il en pense.

 La formule du pharmacien / Voie orale

HE *Eucalyptus dives* (eucalyptus menthollé) 35 mg
Pour 1 gélule n° 120
Prendre 1 gélule gastrorésistante (qui résiste à l'acidité de l'estomac et se délite dans l'intestin) à chaque repas pendant 3 semaines, puis arrêter 1 semaine, reprendre 3 semaines. Refaire un dosage biologique afin de constater l'évolution.

Encore plus d'efficacité

Alterner les huiles essentielles avec la plante lespedeza capitata, sous forme de teinture mère. Prendre 50 gouttes dans un peu d'eau matin, midi et soir pendant 1 mois (cure renouvelable).

Pourquoi cette huile essentielle ?
- Eucalyptus dives : diurétique, uricolytique, régénérateur rénal ; contre l'hyperurémie++. **Avertissement : cette huile essentielle ne doit jamais être utilisée en cas de grossesse, elle est abortive (avortement).**

À faire

- Perdre du poids en cas de besoin. Mais doucement ! Maigrir trop brusquement augmente au contraire le taux d'urée.
- Boire, boire, boire de l'eau, des soupes, des infusions, surtout après un repas très copieux, gras et arrosé. Augmentez d'autant plus la « dose » à boire qu'il fait chaud, bien sûr.
- Limiter ses apports en protéines (ne suivez pas de régime hyperprotéiné !) et en cas de repas assez protéiné (plat de viande ou de poisson + fromage), augmentez d'autant votre ration d'eau.
- Intégrer les végétaux frais à chacun de vos repas.
- Limiter les graisses.
- Limiter les aliments contenant de la levure (pain, gâteaux, fromages fermentés type roquefort).

À ne pas faire

- Manger des aliments générateurs de grande concentration d'urée : viande rouge et grasse, dérivés de viande (type Viandox), charcuterie, abats, gibier, poissons gras (saumon, anguille, hareng, maquereau), produits laitiers riches.
- Abuser des aliments gras et sucrés.
- Boire de l'alcool. Ou alors quantité minime : 1 verre grand maximum de vin rouge par repas.

L'ÉTAT GÉNÉRAL

Fatigue et immunité sont dans un bateau (vous). Lorsque l'un des deux tombe à l'eau, le second se jette à sa suite dans les tourbillons glacés. Il faut vite aller les repêcher avant que n'importe quel pirate (microbe) s'empare de la barque. Par exemple, une horde de virus mal intentionnés qui passait par-là. Et les virus (rhume, grippe…) passent toujours du côté des bateaux lorsqu'il n'y a plus de maître à bord. Quant aux bactéries, elles trouvent dans ce terrain affaibli un milieu propice pour se développer (bronchite, sinusite…). En revanche, pas bêtes, les microbes évitent soigneusement votre corps si vous êtes en forme.

ÉPUISEMENT (PHYSIQUE ET PSYCHIQUE, MANQUE DE DYNAMISME, FATIGUE APRÈS INFECTION)

Je suis épuisé, j'ai du mal à démarrer mes journées, je suis fatigué, et j'ai encore deux mois à tenir avant les vacances.

Le réflexe / Voie orale

Thym. 1 goutte sur un sucre 2 fois par jour.

♃ La formule du pharmacien / Voie orale

HE *Cinnamomum cassia* (cannelle de Chine) 10 mg
HE *Ocimum basilicum* (basilic exotique) 10 mg
HE *Thymus thymoliferum* (thym à thymol) 10 mg
HE *Salvia sclarea* (sauge sclarée) 10 mg
HE *Mentha piperita* (menthe poivrée) 10 mg
HE *Eugenia caryophyllus* (girofle) 10 mg
Pour 1 gélule n° 60
Prendre 2 gélules par jour pendant 1 mois.

Pourquoi cette formule ?

- Cannelle : tonique et stimulante général ; contre l'asthénie, la dépression, l'épuisement nerveux
- Basilic : bon tonique nerveux, antidéprime, « lave la tête », revigorant, relance les corticosurrénales ; contre l'asthénie++
- Thym à thymol : tonique général, très bon stimulant nerveux, favorise la production des globules blancs (contre les maladies infectieuses)
- Sauge : tonifiante physique et psychique, neurotonique ; contre la fatigue nerveuse, stimule les corticosurrénales
- Menthe poivrée : tonique général, stimulante+++ ; contre l'asthénie
- Giroflier : stimulant général ; contre la grande fatigue+++, l'asthénie physique et intellectuelle

FATIGUE SEXUELLE

Avec ma partenaire, je n'ai plus envie, et quand j'ai envie quand même, ça s'arrête net. Où est ma vitalité d'antan ?

Le réflexe / Voie orale

Ylang-ylang. 1 goutte sur un sucre 2 fois par jour, plutôt en soirée (dont une prise juste avant l'acte).

☥ La formule du pharmacien / Voie orale

HE *Zingiber officinale* (gingembre) 20 mg
HE *Cinnamomum verum* (cannelle de Ceylan) 20 mg
HE *Cananga odorata* (ylang-ylang) 20 mg
Pour 1 gélule n° 30

Prendre 1 gélule en fin d'après-midi et 1 gélule avant l'acte.

Pourquoi cette formule ?
- Cannelle : tonique et stimulante sexuelle, aphrodisiaque ; contre l'impuissance fonctionnelle masculine++
- Ylang-ylang : tonique sexuel+ ; contre l'asthénie sexuelle, la frigidité+
- Gingembre : tonique sexuel, aphrodisiaque+++ ; contre l'inappétence sexuelle, l'impuissance+++

IMMUNITÉ FAIBLE

Je tombe malade tout le temps. Quand ce n'est pas la grippe, c'est une gastro-entérite, et après un herpès...

Le réflexe / Voie orale

Origan. 1 goutte sur un sucre à la fin de chaque repas.

℞ La formule du pharmacien / Voie orale

HE *Origanum compactum* (origan) 25 mg
HE *Cinnamosma fragrans* (saro) 25 mg
HE *Melaleuca alternifolia* (arbre à thé) 25 mg
HE *Laurus nobilis* (laurier noble) 25 mg
Pour 1 gélule n° 30

Prendre 1 gélule à chaque repas pendant une semaine.

Pourquoi cette formule ?

- Origan : anti-infectieux majeur, tonique stimulant général, immunostimulant++++
- Saro : immunostimulant puissant++++
- Arbre à thé, laurier et coriandre : antiviraux et immunostimulants, antibactériens, antifongiques
- Laurier : équilibrant

« Vous avez un message ! »

Fatigue et faible immunité vont souvent de pair. La fatigue est un message du corps, qu'il convient d'écouter avec la plus grande attention. En dehors d'une possible mais rare origine pathologique, la fatigue est bien souvent le résultat de stress répétés ou permanents, de manque de repos tout simplement. L'épuisement nerveux requiert un séjour « au vert » pour reposer ses nerfs malmenés. Ne négligez pas ces signaux, n'imaginez pas que les huiles essentielles (comme aucun autre traitement d'ailleurs) puissent remplacer de bonnes nuits de sommeil, un sentiment de bien-être et de stabilité, une hygiène de vie correcte. Ne tardez pas à rectifier le tir sous peine de tomber VRAIMENT malade.

LA RESPIRATION

Du système ORL, on ne voit que le nez et les oreilles : quatre petits trous qui nous permettent de communiquer avec l'extérieur. Pourtant, dedans, l'infrastructure est d'importance : les bronches, les poumons, la trachée, et même la complexité extrême d'une simple oreille force le respect. Ce grand carrefour de communication qu'est notre sphère ORL (otorhinolaryngologie) est ouvert autant à la savante musique de Haendel qu'aux sensuelles odeurs de café et… qu'aux virulents microbes qui rêvent de s'y installer.

AFFECTIONS RESPIRATOIRES – RHUME, SINUSITE

J'ai le nez qui coule, c'est l'hiver, j'ai eu froid hier, il pleut tout le temps, je sais que ça va tourner en sinusite comme d'habitude.

Comme d'habitude ?

Oui, c'est l'hiver, et tout le monde attend avec impatience les premiers rayons du soleil printanier (sauf ceux qui sont allergiques au pollen !). Cependant, il est possible d'éviter – ou au moins de limiter très fortement – ces affections banales de l'hiver en renforçant son immunité. Et surtout en ayant les bons réflexes, dès que l'on « sent » qu'on a attrapé quelque chose. C'est dans les premières heures que tout se joue.

> ## Le réflexe / Gouttes nasales
>
> Eucalyptus radié. Mélanger 1 goutte à une cuillère à café d'huile végétale et instiller 1 goutte du mélange dans chaque narine (préalablement vidées par un mouchage puis nettoyées par un pschitt d'eau de mer en spray), 3 fois par jour.
>
> Remarque : un flacon avec un compte-gouttes nasal est indispensable. Parlez-en à votre pharmacien.

La formule express / Gouttes nasales

HE Sapin baumier 1 ml
HE Romarin à cinéole 0,5 ml
HE Eucalyptus radié 0,5 ml
HV d'amande douce 30 ml
En flacon compte-gouttes nasales.
Instiller 3 gouttes dans chaque narine 3 fois par jour.

Pourquoi cette formule ?
- Eucalyptus, romarin : antibactériens++, antiviraux+++, anti-inflammatoires ; contre la sinusite+, la rhinite
- Sapin : antiseptique puissant des voies respiratoires

À faire

✓ Frapper fort et vite : en plus des gouttes nasales formulées plus haut, se supplémenter en vitamine C (plusieurs grammes par jour) + vaporiser des huiles essentielles purifiantes sur l'oreiller et sur un kleenex pour en respirer non-stop + laver ses muqueuses nasales matin et soir au moins à l'aide d'un pulvérisateur d'eau de mer. 90 % des refroidissements cèdent devant cette artillerie.

À ne pas faire

× Attendre de voir. C'est tout vu : vous allez développer un rhume, qui va évoluer comme vous en avez l'habitude : en sinusite ou en bronchite, à moins que vous ne soyez spécialiste de la toux sèche et des otites ?
× Braver le froid. Il n'y a rien à braver, vous allez perdre cette bataille. Couvrez-vous bien, surtout les pieds et la tête. Et la gorge. Et le nez. Et…

ANGINE

J'ai mal à la gorge, je ne peux plus avaler. J'ai des points blancs au fond de la gorge, ou alors elle est très rouge, irritée. J'ai des douleurs vers les amygdales.

Pourquoi ça étrangle ?

Angine vient de *angere* : « étrangler ». Parfait résumé de la situation car avec l'angine, ou inflammation aiguë du pharynx, tout devient difficile à avaler : aliments, air, liquide et même… mauvaises nouvelles. Rouge ou blanche, elle se soigne parfaitement bien sans antibiotiques.

♀ La formule du pharmacien / Voie orale

HE *Origanum compactum* (origan compact) 20 mg
HE *Melaleuca alternifolia* (arbre à thé) 20 mg
HE *Thymus thujanoliferum* (thym à thujanol) 20 mg
HE *Eugenia caryophyllus* (giroflier) 20 mg
Pour 1 gélule n° 30

Prendre 2 gélules au cours de chaque repas 3 fois par jour pendant 3 jours, puis 1 seule 3 fois par jour pendant 3 jours.

Associer :

♀ La formule du pharmacien / Voie rectale

HE *Cinnamomum camphora cineoliferum* (ravintsara) 70 mg
HE *Thymus vulgaris thujanoliferum* (thym à thujanol) 50 mg
HE *Melaleuca alternifolia* (arbre à thé) 30 mg

Administrer 3 suppositoires par jour pendant 2 jours, puis 2 par jour pendant 3 jours.

S'il y a une maladie pour laquelle les suppositoires sont incontournables, c'est bien l'angine.

Pourquoi ces formules ?

- Origan : bactéricide+++, fongicide+++, virucide++, anti-infectieux puissant et à large spectre d'action ; contre l'oropharyngite
- Arbre à thé : antibactérien majeur à large spectre ; anti-inflammatoire, immunostimulant
- Girofle : antibactérien à large spectre d'action (contre l'amygdalite en particulier)

- Ravintsara : immuno-modulateur, antiviral exceptionnel++++, antibactérien, anti-infectieux
- Thym à thujanol : bactéricide et viricide puissant++, immunostimulant ; contre l'amygdalite++

À faire

- Soulager la douleur à l'aide de compresses chaudes à appliquer localement.
- Boire, boire, boire… de l'eau, du thé (éventuellement sucré au miel). Et de la soupe : c'est l'alimentation qui « passera » le mieux.

À ne pas faire

- Prendre des antibiotiques, sauf si la situation l'exige (rare).
- Bloquer la fièvre : elle empêche les virus de se développer. Prudence cependant, surtout chez les enfants, elle ne doit pas rester trop élevée trop longtemps.

ASTHME

J'ai de l'asthme, j'ai toujours de la Ventoline sur moi. J'aimerais espacer mes crises.

Est-ce que l'asthme, c'est grave ?

S'il est mal contrôlé, c'est-à-dire que vous subissez des crises chaque jour, oui. C'est pourquoi il est sage d'avoir votre médicament sur vous. Mais l'objectif vers lequel il faut tendre, c'est d'essayer d'en avoir besoin le moins souvent possible, d'autant que, à force, ces médicaments classiques finissent par ne plus très bien « marcher ».

⌛ La formule express / Massage

HE Niaouli 3 ml
HE Lavande 3 ml
HE Encens 3 ml
HV Calendula 6 ml

En mélange dans un flacon.
Masser le plexus solaire et le haut du dos avec quelques gouttes de ce mélange pendant la crise.

Associer :

La formule du pharmacien / Voie orale

HE *Rosmarinus officinalis verbenoniferum* (romarin à verbénone) 25 mg
HE *Hyssopus officinalis decumbens* (hysope couchée) 25 mg
HE *Eucalyptus globulus* (eucalyptus) 25 mg
HE *Ammi visnaga* (khella) 15 mg
Pour 1 gélule n° 60

Prendre 1 gélule 3 fois par jour jusqu'à la fin de la boîte. Ce traitement de fond doit être renouvelé plusieurs fois dans l'année.

Pourquoi ces formules ?

- Niaouli : antiseptique, favorise la respiration+++
- Encens et lavande : sédatifs, calmants, efficaces sur le facteur nerveux
- Romarin, hysope et eucalyptus : expectorants, favorisent la respiration
- Khella : c'est l'HE antiasthmatique par excellence

ASTHME ALLERGIQUE

Quand je vais dans ma maison de campagne, je crois je fais de l'asthme, mais quand je reviens, les symptômes disparaissent. C'est de l'asthme ou pas ?

Oui, même si c'est temporaire. Cela relève du même mécanisme : une contraction brutale des bronches qui gêne la respiration au point, parfois, de l'empêcher. L'hypersécrétion de mucus locale n'arrange rien : l'air n'a vraiment plus beaucoup de place pour se faufiler. D'où les sifflements caractéristiques de la respiration asthmatique.

La formule du pharmacien / Voie orale

HE *Artemisia dracunculus* (estragon) 50 mg
HE *Chamaemellum nobile* (camomille romaine) 50 mg
Pour 1 gélule n° 30

Prendre 3 gélules par jour les 3 jours qui précèdent l'exposition au risque. Cette formule améliore la résistance et diminue la sensibilité aux substances risquant de provoquer des crises.

À utiliser avant TOUTES les périodes à risque : le retour des pollens, les vacances à la maison de campagne (moisissures), le contact avec des fumeurs, une période de bricolage (odeurs de peinture…), ou tout simplement si la pollution vous gêne.

Pourquoi cette formule ?

- Estragon : antispasmodique puissant, antiallergique, anti-inflammatoire
- Camomille : antispasmodique, anti-inflammatoire
- Niaouli : expectorant et antispasmodique

- Hysope : antiseptique et bactéricide pulmonaire ; contre l'asthme inflammatoire ou sécrétoire (sauf asthme allergique pur), la bronchite asthmatiforme (« qui ressemble à de l'asthme »)
- Romarin et lavande : antispasmodiques bronchiques
- Encens : immunostimulant+++, anticatarrhal (= diminue la production de mucus dans les bronchites asthmatiformes)
- Eucalyptus : expectorant+++, anticatarrhal ; contre la bronchite asthmatiforme
- Khella : antispasmodique, bronchodilatateur, très utile contre les crises d'asthme ++++

À faire

Prévention
- ✓ Éviter tous les responsables d'allergie possibles (acariens, moisissures, poils d'animaux, pollen, allergènes alimentaires, parfums, désodorisants pour les toilettes ou les voitures, peintures…).
- ✓ Du sport. La natation par exemple, c'est très bien. Ou la marche, le vélo… Éviter en revanche les activités en milieu trop froid (jogging en hiver), susceptibles de déclencher une crise.

À ne pas faire

- ✗ Fumer ou respirer la fumée des autres.
- ✗ Laisser s'installer une infection respiratoire (bronchite…). Il faut agir **tout de suite**.
- ✗ Se laisser déborder par le stress.

La respiration \ **215**

GRIPPE

J'ai la grippe, enfin je crois : j'ai de la fièvre, je suis épuisé, mes reins sont douloureux, mes jambes, coupées. Mes collègues de bureau l'ont tous, je couve quelque chose.

Pourquoi ça fatigue ?

Parce que le virus qui en est responsable s'attaque (aussi) aux muscles et aux articulations. Au point que certaines personnes grippées peuvent même être prostrées !

⌛ La formule express / Mon grog antigrippe

HE Cannelle de Ceylan 1 gtt
HE Eucalyptus radié 1 gtt
HE Citron zeste 1 gtt

Verser vos 3 gouttes dans une cuillère à café de miel. La plonger dans une tasse d'eau très chaude + du jus de citron et… bonne dégustation !

Boire 2 à 3 tasses par jour. Cette recette est sans nul doute plus efficace que la classique version au rhum.

Le réflexe / Diffusion + à respirer

Eucalyptus radié, quelques gouttes dans une coupelle à laisser s'évaporer, + sur un mouchoir (propre) à respirer dans la journée.

⌛ La formule express / Diffusion (maison du malade) : diffuseur recommandé

ou à la rigueur dans un bol d'eau chaude

HE Pin maritime
HE Saro

➡

HE Eucalyptus radié
HE Citron

En mélange à parties égales pour 1 flacon de 30 ml.
Diffuser dans l'atmosphère plusieurs fois dans la journée/soirée.

☤ La formule du pharmacien / Voie rectale

HE *Eucalyptus radiata* (eucalyptus radié) 80 mg
HE *Thymus thujanoliferum* (thym à thujanol) 50 mg
HE *Laurus nobilis* (laurier noble) 20 mg
Pour 1 suppo n° 12

Administrer 1 suppositoire 3 fois par jour pendant 3 jours.

Si la grippe est bien installée, associer les 3 formules : grog + diffusion + suppositoires.

Pourquoi ces formules ?

- Eucalyptus radié et globulus : antigrippe++, anti-infectieux, antibactériens++, antiviraux+++, effet rafraîchissant sur la température du corps, font baisser la fièvre. **Attention ! Ne pas diffuser l'Eucalyptus globulus dans une chambre de bébé.**
- Thym à thujanol : viricide puissant++, antiviral+++, bactéricide++, immunostimulant, réchauffant ; l'un des meilleurs remèdes contre les affections dues au refroidissement, grippe+++, rhinopharyngite++, angine +++
- Laurier noble : viricide et antalgique puissant ; contre les douleurs musculaires, les maux de tête, les symptômes grippaux
- Saro : antiviral++++, antibactérien+ ; contre la grippe++++

La respiration \ **217**

- Cannelle : immunostimulante, tonique, antiseptique++++
- Citron : désinfection des locaux++, bactéricide, antiseptique+++, antiviral
- Pin maritime : antiseptique puissant des voies respiratoires ; particulièrement désinfectant des locaux+++

À faire

- ✓ Prendre des doses élevées de vitamine C (plusieurs grammes par jour) + de l'Oscillococcinum (homéopathie) dès le début des symptômes.
- ✓ Se reposer. S'allonger si nécessaire.
- ✓ Pas faim ? Ne mangez pas. En revanche, buvez beaucoup d'eau, en + du « grog » formulé plus haut.

À ne pas faire

- ✗ Se faire vacciner contre la grippe, sauf cas très particulier, ou alors choisir la méthode homéopathique (très efficace).
- ✗ Faire tomber la fièvre : elle empêche le développement des virus (prudence si elle est trop violente ou si elle touche les enfants, dans tous les cas, surveiller le malade). Si elle dépasse 40 °C, faites-la baisser, mais pas totalement et pas brutalement. **ATTENTION : en cas d'antécédents de convulsions, il faut maintenir la fièvre en deçà du seuil des 38,5 °C.**
- ✗ Se couvrir trop. Inutile de transpirer, cela n'a jamais fait partir les microbes plus vite !
- ✗ Subir les douleurs musculaires et les maux de tête stoïquement. C'est inutile !

OTITES

J'ai mal à l'oreille, mais elle ne coule pas.

J'ai quelle otite ?

Il en existe 3 grandes familles, l'une n'excluant d'ailleurs pas nécessairement l'autre.

L'otite externe = douleur très violente, parfois écoulement de l'oreille.

L'otite moyenne = même chose mais avec baisse de l'audition.

L'otite séreuse = la plus fréquente ; la douleur est moindre mais peut être permanente, avec l'impression que l'oreille se bouche et se débouche au fil des repas ou du mouchage ; il n'y a pas de fièvre.

Le réflexe / Voie orale

Origan. 2 gouttes dans une cuillère à café de miel 3 fois par jour.

⌛ La formule express / Gouttes auriculaires

HE Cajeput 2 ml
HE Camomille romaine 1 ml
HE Citron 1 ml
HE Arbre à thé 1 ml
Pour un flacon de 5 ml.
Verser 1 goutte diluée dans l'eau tiède dans l'oreille (au moyen d'une poire) ou sur 1 coton. Cette formule calme l'inflammation de l'oreille.

℞ La formule du pharmacien / Voie orale

HE *Lavandula latifolia spica* (lavande aspic) 10 mg
HE *Satureja montana* (sarriette des montagnes) 30 mg
HE *Origanum compactum* (origan compact) 50 mg
HE *Matricaria chamomilla* (matricaire) 10 mg
Pour 1 gélule n° 30
Prendre 2 gélules aux 3 repas pendant une semaine.

Pourquoi ces formules ?

- Lavande aspic : anti-infectieuse, antinévralgique. **Attention : ne pas la confondre avec la lavande stoechade, neurotoxique et contre-indiquée pour les enfants et les femmes enceintes**
- Cajeput : antiseptique++ ; contre toutes les infections catarrhales respiratoires+++
- Camomille romaine : (pré)anesthésiante, anti-inflammatoire ; contre les névralgies
- Citron : anti-infectieux++++
- Arbre à thé : anti-infectieux majeur, anti-inflammatoire ; contre l'otite
- Sarriette : antibactérienne, antivirale, immunostimulante
- Origan : anti-infectieux puissant, à spectre d'action étendue
- Matricaire (camomille allemande) : anti-inflammatoire++, antidouleur

Toutes ces huiles essentielles sont antispasmodiques, antinévralgiques, sédatives et anti-infectieuses.

À faire

- ✓ Être très prudent avec ses oreilles. Si vous n'êtes pas sûr de vous, consulter, afin que le médecin examine vos tympans.
- ✓ Consulter d'office s'il s'agit d'un tout petit enfant.
- ✓ Rester calme. L'intensité de la douleur n'a pas de rapport avec la gravité de l'affection. Les complications sont rares.
- ✓ En prévention, traiter systématiquement tout problème ORL : laryngite, par exemple. C'est un bon moyen d'éviter les otites.

À ne pas faire

- ✗ Négliger une douleur qui dure. C'est peut-être grave, et c'est même une urgence chez le diabétique par exemple.
- ✗ Enchaîner les otites sans se poser de questions. Il y a un problème, il faut le traiter.
- ✗ Faire de la plongée sous-marine en cas d'otite, les conséquences peuvent être dramatiques.
- ✗ Tout confondre. Les douleurs aux oreilles sont très fréquentes, mais parfois la cause se situe ailleurs (gorge). Essayer de bien distinguer le point de départ du mal.

RHINITE, LARYNGITE, PHARYNGITE, BRONCHITE (INFECTIONS BACTÉRIENNES OU VIRALES DES VOIES RESPIRATOIRES SUPÉRIEURES ET INFÉRIEURES)

Je tousse, j'ai de la fièvre, ça me brûle les bronches, je sens que c'est enflammé.

Pourquoi moi ?

Tout le monde y passe, et si ce n'est pas cette année, ce sera peut-être pour l'an prochain. Sauf si vous suivez les conseils de ce livre (hygiène de vie) et que vous mettez en place une riposte « huiles essentielles » féroce. Tuer les microbes et soutenir l'immunité, voici le double objectif des formules suivantes.

Le réflexe / Voie interne

Thym à thujanol. 2 gouttes dans une cuillère à café de miel 3 fois par jour, 6 à 10 jours.

☤ La formule du pharmacien / Voie orale

HE *Myrtus communis cineoliferum* (myrte à cinéole) 5 mg
HE *Cinnamomum camphora cineoliferum* (ravintsara) 15 mg
HE *Thymus vulgaris thymolifera* (thym vulgaire à thymol) 15 mg
HE *Eucalyptus radiata* (eucalyptus radié) 10 mg
Pour 1 gélule n° 60

Prendre 6 gélules par jour pendant 3 jours, puis 4 gélules par jour pendant 3 jours, puis 3 gélules par jour pendant 4 jours.

Attention ! Cette formule est réservée exclusivement aux adultes à cause du thym à thymol, trop fort pour les jeunes enfants (qui de toute façon ne doivent pas prendre de gélules). Les femmes enceintes doivent aussi s'abstenir.

☤ La formule du pharmacien / Voie rectale

HE *Eucalyptus globulus* (eucalyptus globulus) 50 mg
HE *Thymus thujanoliferum* (thym à thujanol) 50 mg
HE *Origanum compactum* (origan) 50 mg
HE *Cupressus sempervirens* (cyprès) 50 mg
Witepsol qsp 1 suppositoire de 2 g
Administrer 1 suppositoire matin et soir pendant 6 jours.

Pourquoi ces formules ?

♦ Myrte : expectorante+++, anti-infectieuse+, antispasmodique
♦ Ravintsara : antiviral++++, antibactérien+, expectorant+++
♦ Thyms : anti-infectieux majeurs à large spectre d'action ; contre la bronchite, la broncho-pneumonie, la pleurésie, la tuberculose
♦ Eucalyptus : antibactérien++, mucolytique+++, anti-inflammatoire+++ ; contre la bronchite+++
♦ Origan : bactéricide+++, viricide++
♦ Cyprès : anti-myco-bactérien ; contre le Bacille de Koch++

RHUME DES FOINS (POLLINOSE / ALLERGIE AU POLLEN)

J'ai le nez qui coule, les yeux et le palais qui démangent, j'éternue toute la journée. Je pense être allergique au tilleul de mon voisin.

Des huiles essentielles anti-rhume des foins ? Le rêve !

Non, il s'agit bien d'une réalité ! Certaines huiles essentielles possèdent des propriétés antiallergies.

Bonne nouvelle pour tous les nez qui coulent et les yeux larmoyants, en proie au tristement célèbre rhume des foins ! Celle de niaouli, antiallergie et qui rééquilibre l'immunité, celle de thym (variété dite « à feuilles de sarriette »), bronchodilatratrice et luttant contre les affections auto-immunes, ou encore celles d'estragon et de tanaisie, antihistaminiques. Mais aussi la camomille romaine, le géranium, la lavande vraie… Ces huiles essentielles traitent l'ensemble des réactions allergiques, sans les inconvénients des médicaments classiques (somnolence, sécheresse), qui ne soignent pas réellement, ne faisant que calmer temporairement les symptômes. Faites préparer des formules complètes (gouttes nasales, gélules…) en pharmacie pour un traitement en profondeur.

Le réflexe / À respirer / Voie orale

Niaouli. Poser 2 gouttes sur un mouchoir et respirer à fond.

+

Estragon et thym. Poser 1 goutte de chaque sur un petit sucre et laisser fondre en bouche 2 fois par jour, à la fin des repas.

 ## La formule du pharmacien / Voie orale

HE *Artemisia dracunculus* (estragon) 25 mg
HE *Chamaemelum nobile* (camomille romaine) 25 mg
HE *Pelargonium asperum* (géranium) 25 mg
HE *Lavandula angustifolia* (lavande vraie) 25 mg
Pour 1 gélule n° 30
Prendre 1 gélule par jour avant la période à risque, et 3 par jour pendant la période sensible.

Pourquoi cette formule ?

♦ Estragon : antispasmodique puissant, antiallergique++, anti-inflammatoire
♦ Camomille : antispasmodique, anti-inflammatoire, antiallergique+++
♦ Géranium : anti-inflammatoire, stimulant des surrénales (comme la cortisone)
♦ Lavande : décongestionnante, améliore les résistances, diminue la sensibilité aux substances allergènes (ici, le pollen)

Toutes ces huiles essentielles agissent sur l'ensemble des zones touchées par les symptômes allergiques : nez, sinus, pharynx, trachées, bronches. Mais aussi bouche, palais, yeux…

À faire

- Bien aérer la maison le matin, l'air de fin de journée est chargé de pollens.
- Se protéger avec des gestes élémentaires : pas de randonnée en plein champ, surtout dans l'après-midi, s'il fait beau et s'il y a du vent. Quand on sort, couvrir tout ce qui dépasse : peau, cheveux, yeux, avec lunettes de soleil, chapeau, vêtements que l'on change en rentrant. Penser aussi éventuellement à rincer vos cheveux, sinon les pollens amassés iront ce soir sur l'oreiller puis dans votre nez.
- Protéger ses muqueuses nasales avec un « film » naturel comme de la pommade Homéoplasmine ou du Nasalerg. Tous deux bloquent les poussières et pollens, les empêchant de parvenir aux poumons. Ils ne contiennent aucune substance médicamenteuse et sont donc très bien tolérés.

À ne pas faire

- Laisser traîner une affection ORL (grippe, rhume), car les virus jouent un rôle déclencheur dans la crise allergique en fragilisant la muqueuse bronchique.
- Respirer la pollution à pleins poumons : fumée de tabac, pollution de l'air, émanations de peintures et de laques... tous les toxiques sont aggravants.
- Tondre la pelouse. Enfin une bonne excuse...
- Planter des végétaux hyperallergisants, type noisetier, bouleau ou cyprès. Mieux vaut du lilas ou des magnolias. C'est très joli, le lilas, non ?

SINUSITE

J'ai mal aux sinus, la tête prise dans un étau, j'ai du mal à ouvrir les yeux (la lumière m'irrite), mon nez est congestionné et bouché (je ne peux pas me moucher).

Pourquoi ça fait si mal ?

Parce que les sinus, des petites cavités d'air, sont remplis de microbes. L'infection enflamme les muqueuses, et en plus, comme le sinus est osseux, il ne peut pas se déformer sous l'inflammation. Résultat : une mise en tension violente augmente la pression du sinus, donc la douleur. Bref : l'enfer. À ma connaissance, seules les huiles essentielles traitent véritablement la sinusite, et aident même à éviter la récidive. Je répète : c'est à mon avis l'unique façon de les soigner vite et bien, sans effets secondaires néfastes.

Le réflexe / Gouttes nasales

Citron. 1 goutte dans les narines 3 fois par jour.

Très antiseptique et antibactérienne, cette huile essentielle décongestionne immédiatement.

⌛ La formule express / Et aussi, inhalation

HE Eucalyptus radié 5 ml
HE Lavande aspic 4 ml
HE Ravintsara 4 ml
HE Romarin à cinéole 2 ml
HE Menthe poivrée 2 ml
Alcool à 90° qsp 100 ml

En mélange dans un flacon.

Verser 1 cuillère à café de ce mélange dans un bol d'eau bouillante et faire des inhalations pendant 10 minutes, 2 fois par jour. Penchez-vous sur le bol pour respirer les vapeurs, éventuellement placez une serviette au-dessus de la tête pour vous « enfermer » avec votre bol, afin que la température de l'eau ne baisse pas trop vite. L'inhalation doit toujours être agréable : vous ne devez pas ressentir de sentiment d'oppression, et encore moins vous brûler les muqueuses parce que l'eau est trop chaude.

Très important : ne pas sortir au froid ni s'exposer à la pollution (tabac…) après une séance d'inhalation.

⚕ La formule du pharmacien / Et enfin, voie orale

HE *Myrtus communis cineoliferum* (myrte à cinéole) 5 mg
HE *Cinnamomum camphora cineoliferum* (ravintsara) 15 mg

➡

→ HE *Thymus vulgaris thymoliferum* (thym vulgaire à thymol) 15 mg
HE *Hyssopus decumbens* (hysope couchée) 5 mg
Pour 1 gélule n° 60

Prendre 6 gélules par jour pendant 3 jours, puis 4 gélules par jour pendant 3 jours, puis 3 gélules par jour pendant 4 jours.

> **Attention ! Formule réservée aux adultes à cause de l'hysope couchée et du thym à thymol, dangereuses pour les jeunes enfants, les femmes enceintes et les personnes âgées.**

Pourquoi ces formules ?
- Eucalyptus radié : particulièrement efficace pour soigner les voies ORL supérieures (gorge et nez)
- Menthe : décongestionnante, calme les maux de tête qui accompagnent la sinusite

Toutes les autres huiles essentielles sont des antiseptiques majeurs et en plus elles stimulent l'immunité.

À faire

- ✓ Surélever sa tête pour dormir si besoin : la position allongée aggrave souvent les douleurs.
- ✓ S'il s'agit d'une personne fragilisée, bien la surveiller. Si la sinusite s'accompagne de fièvre, d'un rhume violent et surtout d'un gonflement de l'œil, consulter sans tarder.

À ne pas faire

- Prendre des antibiotiques systématiquement, sauf nécessité absolue. Cependant attention : une sinusite mal soignée peut dégénérer en abcès de l'œil ou même en problèmes plus graves.
- Se moucher si ça fait mal (et ça va faire mal). Cela ne sert pas à grand-chose et en plus, cela rajoute une pression au niveau du sinus. En revanche, c'est toujours une bonne idée de procéder à de doux lavages de la région nasale avec un spray d'eau de mer. Vous pouvez souffler doucement par le nez pour éliminer l'eau de mer, mais sans vraiment vous moucher.
- Subir des sinusites à répétition sans rien faire : peut-être avez-vous un polype (boule de muqueuse dans le sinus) ou tout autre obstacle empêchant la bonne ventilation du sinus ? Consultez un médecin ORL.
- Négliger ses dents. Des problèmes dentaires peuvent être la cause de sinusites.

TOUX GRASSE

Je tousse « gras », j'ai des glaires, il faut que j'expectore et que j'élimine.

Quelle est la différence avec la toux sèche ?

La toux grasse est « productive », presque « agréable » dans le sens où elle soulage : c'est bon signe. Autant la toux sèche est irritante et inutile, il est donc légitime de chercher à la bloquer, autant la grasse permet d'évacuer des microbes. Il ne faut donc surtout pas l'empêcher, mais prendre des huiles essentielles expectorantes, c'est-à-dire qui fluidifient les crachats et favorisent leur expulsion.

> ### Le réflexe / Voie interne
>
> Myrte. 2 gouttes dans une cuillère à café de miel 3 fois par jour.

 La formule du pharmacien / Voie orale

HE *Inula graveolens* (inule odorante) 15 mg
HE *Melaleuca quinquenervia* (niaouli) 25 mg
HE *Myrtus communis cineoliferum* (myrte à cinéole) 25 mg
Pour 1 gélule n° 30
Prendre 1 gélule 3 fois par jour pendant 10 jours.

Associer :

 La formule du pharmacien / Voie rectale

HE *Inula graveolens* (inule odorante) 30 mg
HE *Myrtus communis cineoliferum* (myrte) 50 mg
HE *Lavandula latifolia* (lavande aspic à cinéole) 50 mg
Pour 1 suppositoire de 2 g n° 18
Administrer 3 suppositoires par jour pendant 3 jours minimum, puis 2 par jour pendant 3 jours.

Pourquoi ces formules ?
- Inule : anticatarrhale, mucolytique puissant+++, antitussive, spasmolytique
- Myrte : expectorante+++, prépare au sommeil+++
- Lavande : expectorante++
- Niaouli : antiseptique++, expectorant+++

TOUX SÈCHE (TRACHÉITE)

J'ai des quintes de toux irritantes, je tousse quand je passe de l'extérieur à l'intérieur. En plus, ça me démange au fond de la gorge toute la journée.

Pourquoi on dit toux « sèche » ?

Parce qu'il n'y a pas d'expectoration : on n'a rien à cracher. À force de tousser « à vide », les muscles du thorax fatiguent et se plaignent. Si le trouble reste au stade de la trachéite, c'est-à-dire de l'inflammation de la trachée, la toux va rester sèche. Si l'infection descend sur les bronches, elle va se transformer en bronchite, et la toux s'accompagnera d'expectorations : ce sera alors une toux grasse (voir p. 228).

La formule du pharmacien / Voie rectale

| HE *Cupressus sempervirens* (cyprès) 30 mg
| HE *Thymus vulgaris thymoliferum* (thym à thymol) 30 mg
| HE *Hyssopus decumbens* (hysope couchée) 30 mg
| HE *Origanum compactum* (origan) 30 mg
| Excipient qsp 1 suppo de 2 g n° 12

Administrer 3 suppositoires par jour pendant 2 jours, puis 2 par jour pendant 3 jours.

> **Attention ! Cette formule est réservée aux adultes.**

Pourquoi cette formule ?

- Cyprès : c'est l'huile essentielle de la toux sèche/d'irritation par excellence ++++
- Thym : apaisant (effet baume) ; actif contre les toux convulsives

- Hysope : antiasthmatique++ (diminue l'irritation des muqueuses bronchiques), facilite l'expectoration par les poumons
- Origan : anti-infectieux à large spectre, actif contre les rhino-bronchopneumopathies infectieuses, particulièrement efficace contre les toux d'irritation, la coqueluche, anti-inflammatoire pulmonaire, tue le pneumocoque

À faire

- Fuir la sécheresse. Chez vous et/ou au bureau, installez un humidificateur, ou au moins un saladier d'eau près de la source de chaleur. Vous serez étonné de constater à quelle vitesse l'eau s'évapore.
- Chercher une éventuelle allergie. Dans certains cas, elle aggrave la situation. En suivant un traitement antiallergique, on évite les rechutes.

À ne pas faire

- Prendre des antibiotiques. Quel rapport ?
- Attendre que ça passe : il y a de fortes chances pour que tout cela débouche sur une belle bronchite. Prenez les devants.

TROUBLES DE LA VOIX (APHONIE, ENROUEMENT, PHARYNGITE, AMYGDALITE)

Je n'ai plus de voix. J'ai mal aux amygdales. J'ai des ganglions sous la mâchoire. J'ai un peu de fièvre, ça me fait mal quand j'avale.

Que se passe-t-il ?

Avant de perdre totalement la voix, en général elle déraille. Son timbre se fait rauque, « cassé » et l'ensemble s'aggrave plus ou moins vite. Un trouble de la voix est souvent dû à une inflammation du larynx. Le surmenage vocal peut aussi être en cause (acteurs, chanteurs).

> ### Le réflexe / Voie interne
>
> Cyprès. 2 gouttes sur un comprimé neutre, 3 fois par jour.

⌛ La formule express / Gargarismes

HE Sauge sclarée 1 ml
HE Lavande vraie 1 ml
HE Eucalyptus mentholé 1 ml
HE Origan 1 ml
HE Menthe poivrée 0,5 ml
Extrait de pépins de pamplemousse qsp 10 ml
En mélange dans un flacon.
Verser 20 gouttes dans un ½ verre d'eau tiède et faire des gargarismes 3 fois par jour.

Pourquoi cette formule ?

- Origan : bactéricide+++, fongicide+++, virucide++, anti-infectieux puissant et à large spectre d'action ; contre l'oropharyngite
- Eucalyptus mentholé : antiseptique, antibactérien++, fébrifuge efficace ; contre l'angine
- Menthe poivrée : antalgique, même anesthésiante ; contre la laryngite

La respiration

- Sauge : anti-infectieuse, antivirale+++
- Lavande : anti-inflammatoire, antalgique++
- Extrait de pépins de pamplemousse : antibiotique naturel et antifongique remarquable

À faire

- Respirer convenablement. C'est-à-dire profondément, calmement, le corps bien droit. Ah, vous voyez que ce n'était pas si stupide de le préciser !
- Boire davantage dès que vous vous trouvez dans un endroit sec (chez vous, en avion, etc.). De l'eau, faut-il le préciser, ou éventuellement un thé léger ?

À ne pas faire

- Fumer ou respirer la fumée des autres. Il n'y a rien de pire pour la gorge.
- Parler non-stop. Les moulins à paroles fatiguent vos cordes vocales et les oreilles de l'auditoire.
- Hurler pendant trois heures dans un endroit bruyant pour se faire entendre, au café par exemple : changez de crémerie ou attendez d'être dehors pour parler. Attention aux soirées karaoké !
- Boire de l'alcool.
- S'avachir : un mauvais maintien influe sur la voix.

LE STRESS

Vous vous sentez au bord de la crise de nerfs. Quelles que soient vos raisons, elles sont certainement bonnes. Mais votre système nerveux ne vous a sûrement rien fait, lui. Vous le brusquez, donc il vous malmène. C'est de bonne guerre. Et si vous faisiez la paix ?

DÉPRIME/DÉPRESSION

J'ai l'impression que je n'ai envie de rien, je ne dois pas être très agréable pour mon entourage, je suis mou, un peu déprimé, maussade, je me trouve moche, bête, sans intérêt, sans avenir.

Pourquoi ça fait mal ?

Parce que c'est une véritable douleur morale. Mille facteurs peuvent être à l'origine d'une déprime, et même un de plus : rien. Il arrive d'être déprimé sans aucune raison. Du point de vue de l'aromathérapie, la distinction entre déprime et dépression n'a pas de sens. On peut très bien souffrir de dépression légère ou de profonde déprime, donc la notion de gravité ne s'applique pas non plus. Ne nous battons pas sur les termes, et essayons de soulager.

Le réflexe / Voie orale

Orménie. 2 gouttes dans une cuillère à café de miel (voir posologie ci-dessous).

℞ La formule du pharmacien / Voie orale

HE *Citrus aurantium fleurs* (néroli) 10 mg
HE *Ormenis mixta* (orménie) 10 mg
HE *Lippia citriodora* (verveine citronnée) 10 mg
HE *Laurus nobilis* (laurier noble) 20 mg
HE *Ocimum basilicum* (basilic) 10 mg
HE *Rosmarinus verbenoniferum* (romarin à verbénone) 5 mg
Pour 1 gélule n° 60 ou plus

Prendre 1 gélule 3 fois par jour pendant 10 jours, puis 1 gélule 2 fois par jour pendant 20 jours, stopper 10 jours. Si nécessaire, reprendre la posologie 2 fois par jour pendant 20 jours, puis arrêter 10 jours, avant de recommencer 20 jours encore.

Pourquoi cette formule ?

- Basilic : détend lorsque le stress empêche l'endormissement, neurorégulateur ; contre la dépression
- Petit grain fleurs (néroli) : neurotonique, contre la dépression nerveuse+++, calmant, apaisant, sédatif et anti-inflammatoire
- Romarin à verbénone : dénoue le plexus ; contre la fatigue et la dépression nerveuse
- Laurier : équilibrant nerveux (systèmes sympathique et parasympathique++), aide à se dépasser (la couronne de César était en laurier)

- Verveine : stimulante générale, du système nerveux et du cervelet en particulier ; très antidépressive+++
- Orménie : neurotonique ; contre la dépression nerveuse+++

À faire

- ✓ Essayer d'aller vers les autres, de faire un effort (humeur, présentation). Ce n'est pas facile, mais souvent on est récompensé.
- ✓ Faire du sport, avoir une activité physique soutenue : pendant et après une séance, le corps sécrète des hormones antidéprime très efficaces.
- ✓ Sortir : le soleil améliore l'humeur ; ou même le grand air, tout simplement ! Se promener longuement en forêt ou le long d'une plage apaise grandement.
- ✓ Se supplémenter en acides gras oméga 3. C'est TRÈS efficace.
- ✓ S'efforcer de solutionner ses problèmes si on le peut. Mettre la tête dans le sable ne résout rien.
- ✓ Compter sur les autres, mais pas trop. Ils aiment, ils aident, mais il y a des limites.
- ✓ S'occuper de personnes en difficultés, quelles que soient les nôtres : se tourner vers les autres, c'est se détourner de ses petits (ou grands) soucis.

À ne pas faire

- ✗ Tomber dans la spirale des médicaments anxiolytiques, antidépresseurs, etc.
- ✗ Laisser s'installer une déprime : il faut réagir vite. Plus on attend, plus on a le sentiment d'être « englué » et plus ce sera difficile d'en sortir.

- Agresser son entourage sans cesse et sans raison. S'il y a une tendance « naturelle » contre laquelle il faut se battre quand on déprime, c'est bien celle-là.
- Imaginer qu'on est le seul déprimé sur la planète et que tous les soucis se concentrent sur notre tête. Relativiser.
- Croire qu'on ne sera plus jamais heureux. Ça va passer. Mais quand ?

ÉPUISEMENT (IMPRESSION D')

Je suis épuisé, il faut que je ressorte ce soir. Je commence tôt demain matin. Je vais craquer.

Le réflexe / Voie externe

Menthe poivrée. Respirer simplement à même le flacon ouvert, calmement, profondément, avant de repartir « au charbon ».

+

Épinette noire. Appliquer 2 gouttes sur le bas du dos et le plexus solaire, 2 à 3 fois par jour, 10 jours de suite.

À quoi sert l'épuisement ?

Normalement, à nous forcer à ralentir le rythme. Mais nous avons tous remarqué que nous pouvions être épuisés un soir, tout en trouvant des ressources insoupçonnées si la soirée ou la nuit promet d'être « intéressante » ou agréable. Il existe donc diverses sortes d'épuisement : le vrai, comme, par exemple,

⌛ La formule express / Bain relaxant (si fatigue nerveuse)

HE Lavande 1 ml
HE Lavandin 1 ml
HE Orange douce 1 ml
HE Marjolaine 1 ml
Base pour bain 1 cuillère à soupe

Verser le tout dans un bain déjà coulé. S'y plonger minimum 20 minutes en fin de journée. Température de l'eau 38 °C. En sortant, ne pas se rincer : s'envelopper dans un peignoir doux et chaud pour laisser encore agir les huiles essentielles.

Pourquoi cette formule ?

- Lavande : effet calmant et tonique à la fois (rééquilibrant du système nerveus) ; agit particulièrement par voie cutanée
- Lavandin : lève les spasmes du plexus solaire, les angoisses+++, diminue le nervosisme
- Marjolaine : tranquillisante, calme les cœurs agités
- Orange douce : calmante, sédative ; contre le nervosisme++
- Menthe : antifatigue, tonifiante nerveuse, cérébrale, physique, sexuelle
- Épinette : « cortisone-like » (comme notre cortisone), tonique générale, neurotonique, recharge du plexus solaire

INSOMNIE

J'ai des difficultés à m'endormir, mais une fois que c'est parti, c'est bon. Je ne veux pas prendre de somnifères.

L'insomnie est une maladie qui dure toute la journée. Surprenant ? Pas tant que ça. Parce que votre problème n'est pas tant que vous ne dormez pas la nuit, mais plutôt que vous vous traînez la journée. C'est donc là qu'il faut concentrer vos efforts. Il est rare qu'une hygiène de vie correcte + nos solutions aroma ne viennent pas à bout d'une insomnie.

Le réflexe / Voie orale / À respirer

Marjolaine. 2 gouttes dans une cuillère à café de miel à avaler au dîner et au coucher (n'oubliez pas de vous laver les dents après !).

Ou

Camomille. Respirer profondément à même le flacon ouvert, au dernier moment, lumière éteinte.

La formule express / Massage

HE Myrte 2 ml
HE Géranium var. Bourbon 3 ml
HV Macadamia 5 ml

En mélange dans un flacon.

Masser le plexus solaire en soirée, la poitrine, le dos, la plante des pieds avec quelques gouttes du mélange, juste avant le coucher et éventuellement aussi 1 heure plus tôt.

Pourquoi cette formule ?
- Myrte : prépare au sommeil+++
- Géranium : contre l'agitation, l'anxiété++, la fatigue nerveuse

J'ai de gros problèmes d'insomnie. Je travaille beaucoup la journée, je suis stressé. Je crois toujours que je vais m'écrouler, mais je ne trouve pas le sommeil.

⚕ La formule du pharmacien / Voie orale

HE *Chamaemelum nobile* (camomille romaine) 25 mg
HE *Citrus aurantium* (oranger amer zeste) 25 mg
HE *Origanum majorana* (marjolaine) 25 mg
HE *Melissa officinalis* (mélisse) 25 mg
HE *Lippia citriodora* (verveine) 25 mg
Pour 1 gélule n° 60
Prendre 1 gélule au dîner + 1 au coucher.

Pourquoi cette formule ?
- Camomille : calmante du système nerveux+++, facilite le lâcher-prise
- Oranger amer : sédatif++
- Marjolaine : tranquillisante ; contre l'insomnie, les troubles du système nerveux
- Mélisse : calmante, hypnotique
- Verveine : sédative puissante+++

Associer :

⧖ La formule express / Infusion

HE Orange 1 gtt
HE Lavande vraie 1 gtt

⟹

➡ Miel 1 cuillère à café
Infusion de tilleul 1 tasse

Boire 1 tasse au coucher.

Pourquoi cette formule ?
- Oranger feuille : rééquilibrant nerveux ; contre le nervosisme++, l'anxiété
- Lavande : contre le nervosisme, les spasmes du plexus solaire, l'angoisse+++

À faire

- Préparer sa nuit dès le matin. Manger correctement (« petit déjeuner de roi, déjeuner de prince, dîner de pauvre »). Donc, dîner léger le soir.
- Pour dormir il faut être fatigué. Occupez vos journées à fond !
- Le sport fait partie intégrante du traitement. Mais évitez-le en soirée, car il favorise l'éveil. Exercice physique avant 16 heures, relaxation ou promenade digestive après.
- Laisser ses soucis derrière la porte de la chambre. Certes, ils ne se résoudront pas tout seuls, mais ce n'est pas en les ressassant non plus que vous y changerez quoi que ce soit.

À ne pas faire

- Fumer et boire, surtout le soir. Ce sont deux ennemis jurés du sommeil, de même que les colas, le thé et le café.
- Dormir dans une chambre bruyante, sale, surchauffée, dans un mauvais lit. Dans l'ordre, trouvez le calme (au besoin utilisez des boules Quiès ou

autres bouchons d'oreille), nettoyez, aérez, changez de lit ou de matelas si besoin.
- ✗ Croire que l'on s'habitue au bruit. Même si le sommeil gagne, le corps se repose beaucoup moins.
- ✗ Passer directement du travail acharné ou de la dispute violente à la position allongée, yeux fermés. Instaurez un sas de décompression : lecture, infusion, bain, quelques pas dehors, collection de timbres, ce que vous voulez mais un rendez-vous rituel à ne pas manquer.

PRÉPARATION À UNE INTERVENTION CHIRURGICALE

Je me fais opérer la semaine prochaine. C'est une petite intervention mais j'ai un peu peur de l'anesthésie, du choc opératoire...

Le réflexe / Massage

Camomille romaine. 1 ou 2 gouttes pures en massage sur la nuque, le cou, la carotide. Recommencer éventuellement plusieurs fois dans la journée, les jours qui précèdent l'intervention.

Pourquoi cette huile essentielle ?
- ♦ Camomille : provoque une détente profonde comparable à celle des préanesthésiques

SPASMOPHILIE

J'ai des tremblements, les côtes qui se serrent, envie de frapper, les paupières qui sautent, j'ai l'impression que je vais tomber dans les pommes, que mon thorax est trop serré, j'ai des douleurs dans les gencives, envie de pleurer sans raison, une pointe au cœur... j'en oublie ! Mon médecin dit que je suis spasmophile.

La spasmophilie existe-t-elle ?

Oui. Et elle se traite parfaitement bien.

Le réflexe / Voie interne

Estragon. 2 gouttes dans une cuillère à café de miel ou d'huile d'olive à chaque repas (donc 3 fois par jour) pendant 20 jours. Arrêter 10 jours et renouveler.

Associer :

Le réflexe / Voie externe

Marjolaine. 2 gouttes d'HE pure en massage sur le plexus solaire dans la journée, et massage de la plante des pieds au coucher.

⚕ La formule du pharmacien / Voie orale

HE *Citrus aurantium aurantium zeste* (oranger amer) 25 mg
HE *Lavandula angustifolia* (lavande officinale) 25 mg
HE *Artemisia dracunculus* (estragon) 25 mg
Pour 1 gélule n° 60

Prendre 1 gélule aux 3 repas pendant 20 jours, à renouveler après un arrêt de 10 jours.

Pourquoi cette formule ?

- Oranger amer : calmant, sédatif++ ; contre l'anxiété, les vertiges, le nervosisme++
- Lavande : antispasmodique puissante, calmante, sédative, décontractante musculaire ; contre le nervosisme, les spasmes du plexus solaire, les troubles du sommeil
- Estragon : antispasmodique neuromusculaire+++ ; contre la spasmophilie++++
- Marjolaine : contre la dystonie neurovégétative+++ (mauvais fonctionnement nerveux)

À faire

- Un spasmophile est particulièrement sensible à tout : décalage des heures de repas, fatigue, stress à table, alimentation pauvre en vitamines et minéraux, stress, nuit blanche… tout peut déclencher une crise.
- Penser quotidiennement à ses apports en calcium et magnésium :
    - eau minérale riche en magnésium et en calcium, fruits secs, chocolat, légumes secs, pain complet, céréales complètes, agrumes, pomme ;
    - sardines en boîte (avec arêtes), amandes, choux, brocolis et cresson.
- Penser non moins quotidiennement à ses apports en vitamines et minéraux : fruits et légumes frais, repas équilibrés et réguliers, à haute densité nutritionnelle.

À ne pas faire

- Se nourrir d'aliments pauvres en nutriments (plats industriels préparés, céréales raffinées, salade en sachet).
- Oublier de s'occuper de son corps. Vous êtes dedans, vous vous souvenez ? Montrez-lui que vous y êtes attentif. Une activité physique suffisante et quotidienne est indispensable. Sport plusieurs fois par semaine bienvenu.
- S'infliger des nuits trop courtes. Le spasmophile est très sensible au manque de sommeil.

STRESS

Je suis stressé du matin au soir, j'ai comme une boule dans la gorge, je ne suis jamais détendu.

Est-ce que le stress est vraiment mauvais pour la santé ?

Le stress est, à la base, au contraire, un bon stimulant. C'est grâce à lui que l'homme a pu survivre à la préhistoire : le stress le maintenait en alerte et lui donnait les forces pour s'enfuir, lorsque, au temps des cavernes, il était la proie de bêtes sauvages et de pièges mortels. Mais aujourd'hui, le stress est insidieux, permanent, et il épuise l'organisme en le maintenant en éveil permanent, pour de mauvaises raisons. Dès qu'il se prolonge, le stress fatigue l'organisme et l'expose, peu à peu, à de véritables maladies, parfois graves. Ça commence par l'insomnie, le dos bloqué, les éruptions de boutons, l'humeur en dents de scie, ça se poursuit par des trous de mémoire, voire des troubles cardiaques…

Le réflexe / Voie interne

Petit grain. 2 gouttes dans une cuillère à café de miel le soir au dîner.

♀ La formule du pharmacien / Voie interne

HE *Citrus aurantium aurantium feuilles* (oranger ou petit grain bigaradier) 15 mg
HE *Rosmarinus officinalis verbenoniferum* (romarin a verbénone) 40 mg
HE *Lavandula angustifolia* (lavande officinale) 20 mg
HE *Citrus reticulata feuilles* (petit grain mandarinier) 20 mg
Pour 1 gélule n° 30
Prendre 1 ou 2 gélules par jour.

Pourquoi cette formule ?
- Oranger bigaradier : il rend moins sensible au stress et stimule le tonus mental, sédatif++ ; contre le nervosisme++
- Romarin à verbénone : équilibrant nerveux, diminue le stress, calmant à fortes doses, tonique à faibles doses
- Lavande : effet calmant et tonique à la fois = rééquilibrante du système nerveux
- Petit grain feuilles : réduit les complications du stress++++, lève les angoisses+++, hypnotique+++

TRAC (TIMIDITÉ, PEUR DE PARLER EN PUBLIC, MANQUE DE CONFIANCE EN SOI)

J'ai un examen oral dans deux jours, je commence déjà à paniquer. J'ai toujours le trac quand il s'agit de parler en public.

Pourquoi moi ?

Parce que nous ne sommes pas des machines, parce que tout le monde a eu le trac un jour ou l'autre (même l'examinateur qui va vous faire passer votre oral), parce que c'est comme ça. Et certaines personnes y sont plus sujettes, même si elles ne sont pas particulièrement plus sensibles que les autres.

Le réflexe / Voie externe

Petit grain bigarade. Au moment où la panique monte, appliquer 2 gouttes sur le plexus solaire en étalant lentement et en respirant profondément.

⚕ La formule du pharmacien / Voie interne

HE *Laurus nobilis* (laurier noble) 20 mg
HE *Mentha piperita* (menthe poivrée) 20 mg
Pour 1 gélule n° 30
Prendre 1 gélule avant l'épreuve.

Pourquoi cette formule ?
- Laurier : équilibrant du système nerveux, aide à se surpasser
- Menthe : neurotonique, stimulante cérébrale ; contre la dystonie neurovégétative, l'asthénie
- Petit grain bigarade : puissant antitrac, antistress

TROUBLES DE L'HUMEUR

Parfois je suis très tonique, le lendemain je n'ai envie de rien : j'ai des hauts et des bas.

Qu'en pense l'entourage ?

Il fatigue. Souffler le chaud et le froid, ça va cinq minutes. Ne vous étonnez pas si vos proches sont lassés de votre humeur en dents de scie. Et n'oubliez pas que s'ils restent froids lorsque vous vous trouvez particulièrement sympa, c'est peut-être que vous avez été vraiment pénible une heure plus tôt. Vous avez oublié, eux non.

 La formule du pharmacien / Voie orale

HE *Lippia citriodora* (verveine citronnée) 10 mg
HE *Rosmarinus officinalis verbenoniferum* (romarin à verbénone) 20 mg
HE *Lavandula vera* (lavande vraie) 20 mg
HE *Mentha citrata* (menthe bergamote) 30 mg
Pour 1 gélule n° 60
Prendre 2 ou 3 gélules par jour.

Pourquoi cette formule ?

- Verveine citronnée : stimule le système nerveux, calme les nerfs, rend optimiste
- Romarin : stimule l'humeur, équilibrant nerveux
- Menthe : tonique, favorise l'équilibre du système nerveux
- Lavande : l'huile essentielle de l'équilibre nerveux par excellence ; déspasme le plexus solaire

LES VOYAGES, LES VACANCES

Pour que vos vacances ne soient pas gâchées par de petits incidents faciles à éviter ou à soulager, faites avant tout preuve de bon sens. Adaptez les gestes et conseils aux pays dans lesquels vous vous rendez. Ne voyagez pas dans des zones peu compatibles avec votre état de santé (surtout si vous êtes accompagné de jeunes enfants). Par exemple, évitez les pays très chauds si vous avez des troubles cardiaques. Bon séjour !

COUP DE SOLEIL

J'ai beau me tartiner le matin de crème solaire, et rester dans l'eau une bonne partie de la journée, j'attrape toujours des coups de soleil.

Le réflexe / Voie externe

Lavande aspic. 1 flacon de 10 ml. Appliquer quelques gouttes pures, directement sur la brûlure. Si le coup de soleil est très étendu, diluer une goutte de lavande dans une cuillère à café d'huile de millepertuis (cicatrisante, anti-inflammatoire, réparatrice), et renouveler l'application plusieurs fois dans la journée.

Pourquoi cette huile essentielle ?
- Lavande aspic : anti-inflammatoire, antalgique, désinfecte en profondeur et active la cicatrisation de façon remarquable, première huile à utiliser en cas de brûlure.

À faire

- Se protéger du soleil, surtout aux heures les plus chaudes (12 heures/16 heures) : porter tee-shirt, casquette (attention aux oreilles !), lunettes de soleil, s'abriter sous un parasol... La meilleure des protections est mécanique : vêtement, ombre du parasol, etc.
- Ne pas être avare de crème solaire : en appliquer généreusement, sans rien oublier (orteils, oreilles...). Conserver des indices élevés de protection, même si l'on est déjà bronzé. Renouveler régulièrement l'application. Attention : les crèmes solaires ne sont pas forcément dénuées de toute toxicité : préférer au moins les films minéraux aux films chimiques.
- Faire attention à la réverbération. Sur la neige, elle peut atteindre 90 % ! Contre seulement 10 %

pour le sable ou 20 % pour la mer. Les doses d'UV reçues par la peau (et les yeux) sont ainsi multipliées.
- ✓ Manger des aliments protecteurs pour la peau : huile d'olive, fruits (abricots, fruits exotiques), légumes (tomates), légumineuses… Limiter les viandes, produits laitiers (beurre compris) et sucreries.

À ne pas faire

- ✗ « Préparer » sa peau avec des séances UVA.
- ✗ Croire qu'une application de crème solaire suffit. Il faut renouveler souvent, même si la crème résiste à l'eau, et même si vous ne vous baignez pas.
- ✗ Croire que la crème solaire est une protection absolue. Elle évite simplement les gros dégâts.
- ✗ Croire que l'eau protège du coup de soleil. Si vous restez en surface, les rayons s'enfoncent dans l'eau, suffisamment pour toucher votre peau !
- ✗ Fumer au soleil. C'est encore pire !
- ✗ Croire qu'on est protégé en ville. Soleil + pollution = dégâts. Donc se protéger même si on n'est pas en vacances !
- ✗ Croire que si l'on s'expose avant midi et après 16 heures, on ne craint rien. Aux heures les plus chaudes, il y a plus d'UVB (= coups de soleil), mais avant et après, ce sont les UVA (= rides) qui attaquent.
- ✗ Croire qu'on est à l'abri en montagne parce qu'il fait froid. C'est l'inverse : le soleil est plus agressif en altitude parce qu'on s'éloigne du niveau de la mer. La fonction de « filtre UV » réalisée par

l'atmosphère diminue, puisqu'il y a moins d'atmosphère à traverser. Le rayonnement UV augmente donc de 10 % tous les mille mètres : plus on grimpe, plus on brûle. À savoir : les UV ne produisent pas de sensation de chaleur : par − 40 °C, ils « tapent » tout autant.

MAL DES TRANSPORTS

J'ai la nausée, surtout en voiture et en bateau. Dès que je me déplace, en fait. Alors je m'occupe, j'essaie de lire pour oublier mais ça ne passe pas.

⧖ La formule express / Voie interne

HE Citron (zeste). 1 gtt
HE Menthe poivrée 1 gtt

Sur ½ sucre, à sucer. Renouveler autant de fois que nécessaire.

Pourquoi cette formule ?
- Citron : calmant nerveux+, digestif+ ; contre l'insuffisance hépatique+++
- Menthe : stimulante digestive, neurotonique, équilibrante

À faire

- ✓ Manger (léger) avant le départ.
- ✓ S'allonger si possible. Éviter d'aller vous promener dans les coursives du bateau par exemple…
- ✓ Rester immobile, bien sage. Si vous êtes assis, fixez du regard un point fixe à l'horizon.
- ✓ Éviter les odeurs fortes (cuisine, essence, parfum).

Les voyages, les vacances \ **255**

- ✓ Boire de l'eau par petites gorgées.
- ✓ Si possible, choisir votre place dans votre engin de torture. Les moins pires sont :
  - Dans la voiture : la place du conducteur, ou celle du passager avant.
  - Dans un bateau : en cabine au milieu, près de la ligne de flottaison.
  - Dans l'avion : un siège au-dessus d'une aile. Sauf si en plus vous avez peur de l'avion et que vous ne voulez rien voir dehors…
  - Dans le train : un siège dans le sens de la marche, à côté d'une fenêtre si possible.

À ne pas faire

- ✗ Lire ou faire n'importe quoi d'autre. Le cerveau a déjà du mal à gérer les informations (vous bougez, le sol bouge, mais l'horizon non, pourquoi ?), laissez-le tranquille.
- ✗ Fumer, boire de l'alcool.

PIQÛRES DE MOUSTIQUE ET AUTRES INSECTES

Il y aura des moustiques, j'en suis sûr. Ma femme nous emmène toujours dans des endroits à moustiques.

Le réflexe / Voie externe

Citronnelle. Quelques gouttes à appliquer sur les zones exposées aux piqûres d'insectes et éventuellement autour de soi (table, vêtements, chaise).

⌛ La formule express / Voie cutanée

Préventif

| HE Citronnelle de Ceylan 2 ml
| HE Géranium rosat 2 ml
| HE Eucalyptus citronné 2 ml
| HV Noisette qsp 30 ml

En mélange dans un flacon.

Appliquer quelques gouttes sur les parties du corps et du visage exposées aux insectes. À renouveler toutes les heures.

Pourquoi cette formule ?
- Citronnelle, géranium, eucalyptus citronné contiennent du citronnellal ou citronnellol : insectifuge (moustiques)++

Curatif

| HE Géranium rosat 5 ml
| HE Tanaisie annuelle 0,5 ml
| HE Lavande aspic 4,5 ml

Pour un flacon de 10 ml.

Appliquer 2 à 3 gouttes sur la piqûre plusieurs fois (apaisement immédiat garanti).

Pourquoi cette formule ?
- Géranium : anti-infectieux, antidémangeaisons
- Tanaisie : antihistaminique++++, antiprurigineuse++, antiphlogistique++++
- Lavande : anti-infectieuse, antiallergique, cicatrisante, antidémangeaisons++, désinfecte les morsures/piqûres d'animaux

À faire

- ✓ Prendre des douches : les moustiques aiment les odeurs fortes, notamment celle de la sueur.
- ✓ Limiter les zones exposées : porter des pantalons, des chemises à manches longues, des chaussettes.
- ✓ Choisir de préférence des vêtements clairs.
- ✓ Imprégner les moustiquaires avec les mêmes huiles essentielles si vous partez en zone infestée ou/ou de paludisme.

À ne pas faire

- ✗ Mettre du parfum.
- ✗ Allumer la lumière lorsque la fenêtre est ouverte.
- ✗ S'agiter si des insectes s'approchent. Surtout si c'est une guêpe ou apparenté. Fermez la bouche, car une piqûre de la glotte ou du larynx peut être très grave.

PIQÛRES DE MÉDUSE, SCORPION…

Je l'ai vue, mais trop tard. J'ai essayé de nager pour m'éloigner, mais la méduse avait des longs filaments qui m'ont brûlé quand même. Ça me « cuit », c'est rouge, ça fait mal, ça gonfle.

Le réflexe / Voie externe

Lavande aspic. Application immédiate de quelques gouttes pures, par tapotements. L'efficacité est spectaculaire si l'on renouvelle l'application toutes les 10 minutes 3 à 5 fois de suite.

Pourquoi cette huile essentielle ?

◆ Lavande aspic : très active++++ dans les brûlures sévères en première intention. Remarque : cette huile essentielle est efficace aussi en cas d'abcès, de coupure, de blessure ou de plaie. Donc c'est vraiment le flacon d'huile essentielle qui ne doit pas vous quitter en vacances.

À faire

- ✓ S'il s'agit d'animaux marins (méduses, coraux), rincer à l'eau de mer (surtout pas d'eau douce) avant d'appliquer la lavande. Mais ne tardez pas !
- ✓ Consulter d'urgence si la personne piquée présente des symptômes inquiétants, ou si l'animal était un serpent.
- ✓ S'il s'agit d'une morsure, essayer d'augmenter un peu le saignement si la plaie saigne peu.
- ✓ Prendre le plus vite possible des granules *d'Apis Mellifica* 5 CH (homéopathie).

À ne pas faire

- ✗ Rincer à l'eau douce une piqûre « marine », les brûlures seraient pires !
- ✗ S'agiter. Plus on s'affole, plus le venin se diffuse dans le corps, plus on a la sensation d'avoir mal.
- ✗ Croire que tout va bien si tout a l'air d'aller bien. Il est évident que si la victime est un jeune enfant, dans tous les cas une consultation s'impose.

PRÉVENTION DES MALADIES TROPICALES

Je pars en voyage en Afrique et je voudrais me protéger du paludisme et des autres maladies tropicales, sans prendre de produits chimiques.

Les huiles essentielles sont-elles efficaces ?

Oui, oui, oui !

> ### Le réflexe / Voie interne
>
> Sarriette. Avaler 2 gouttes dans une cuillère à café de miel ou d'huile d'olive à chaque repas.

⌛ La formule express / Voie orale

HE Girofle 0,5 ml
HE Cannelle de Chine 1 ml
HE Laurier noble 1 ml
HE Arbre à thé 1 ml
HE Sarriette 1 ml
Disper qsp 30 ml

En mélange dans un flacon.
Avaler 4 gouttes 3 fois par jour dans de l'eau, aux repas de préférence.

Pourquoi cette formule ?
- Girofle : antibactérien puissant à large spectre d'action+++, antiviral+++, antifongique++, antiparasitaire++, stimulant général
- Cannelle : antibactérienne à très large spectre et à action puissante, antifermentaire et antiseptique+++, particulièrement efficace dans les fièvres et infections tropicales

- Laurier : bactéricide, fongicide contre *Candida tropicalis* et *pseudotropicalis* paludisme
- Arbre à thé : actif contre les entérobactéries, antiparasitaire+++, anticandidose++++, antiviral+++
- Sarriette : contre l'entérocolite, l'amibiase+++, le paludisme++

TURISTA

Je pars en voyage avec ma famille. Que faut-il emporter pour le cas où nous aurions la turista ?

 La formule du pharmacien / Voie orale

HE *Cinnamomum Cassia* (cannelle de Chine) 10 mg
HE *Origanum compactum* (origan) 10 mg
HE *Artemisia dracunculus* (estragon) 10 mg
Pour 1 gélule n° 60 ou plus

Prendre 1 à 2 gélules par jour en prévention, pendant tout le séjour.

Prendre 4 à 6 gélules par jour pendant 48 heures si vous êtes « atteint ».

Pourquoi cette formule ?

- Cannelle : anti-infectieuse+++, antivirale, antifermentaire
- Origan : puissant anti-infectieux oro-intestinal+++ à large spectre d'action
- Estragon : antispasmodique neuromusculaire+++

Vous pouvez donner cette formule à un enfant à partir de 10 ans, en diminuant les doses : 3 à 4 par jour en cas de turista. On peut aussi la prendre en prévention pendant tout le séjour, à raison d'1 gélule matin et soir.

À faire

Préventif et curatif :
- Prendre du Lactibiane Voyage (Pileje) qui renferme des probiotiques « antiturista ». Commencer la veille du départ avec un sachet ou une gélule par jour et poursuivre durant tout le séjour. Il s'agit de ferments lactiques adaptés aux bactéries que l'on peut rencontrer lors des voyages partout dans le monde.

Curatif :
- Boire le plus possible (bouillons salés, boissons un peu sucrées).
- Opter pour les féculents (pâtes, riz) : on ne risque rien. Poisson et viande maigres, cuisson vapeur pendant quelques jours.

À ne pas faire

- Manger des laitages, des épices, des graisses, des végétaux trop riches en fibres pendant l'épisode « diarrhées ».
- Se ruer sur les antidiarrhéiques. Le corps à besoin d'évacuer des microbes, il ne faut pas « bloquer les sorties ».

LES ENFANTS

Toutes les huiles essentielles et les formules de ce chapitre sont spécifiquement adaptées aux enfants. Elles peuvent aussi être utilisées par les adultes ! Cela ne signifie pas qu'elles sont « moins efficaces » car « plus douces », mais seulement qu'elles sont dénuées de tout effet secondaire. N'en tirez pas la conclusion que vous pouvez doubler les doses : là encore, vous maniez des huiles essentielles, avec toutes les précautions que cela suppose. Respectez bien les posologies, vous serez ravi du résultat spectaculaire obtenu.

Notes :

- Les formules pour « bébé » conviennent aux enfants âgés de 3 mois à 3 ans. Au-delà, c'est le dosage « enfant » qui s'applique.
- Les enfants sont friands des massages et des frictions douces. Le contact est rassurant, le massage apaisant, la présence du « thérapeute » (souvent le père ou la mère) participant indiscutablement à la guérison. Privilégiez cette forme d'utilisation, surtout en cas de fatigue nerveuse, de stress, ou si l'enfant a besoin d'être consolé.

ABCÈS (COUPURE)

Julien s'est blessé en tombant de vélo. Il saigne. Jérôme a un abcès sur la fesse : ça ressemble à un furoncle. Explications voir p. 129.

⌛ La formule express / Voie externe

| HE Lavande aspic 2 ml
| HE Arbre à thé 4 ml
| HE Myrrhe 1 ml
| HV Calophylle qsp 10 ml

En mélange dans un flacon.

Appliquer localement quelques gouttes 5 fois par jour pendant 5 à 7 jours.

Pourquoi cette formule ?
- Lavande aspic : bactéricide+++ (tue les bactéries), viricide+++ (tue les virus), fongicide (tue les champignons), antidouleur
- Arbre à thé : antibactérien majeur à large spectre d'action++++, antifongique et fongicide+++, immunostimulante+++ ; contre l'abcès de la peau ou de la bouche
- Myrrhe : cicatrisante++, anti-inflammatoire++ ; contre les plaies

ACNÉ

Marie, 14 ans, est très gênée par ses boutons sur le visage. Vincent, lui, 16 ans, en a dans le dos. Ce n'est pas terrifiant mais vous savez à cet âge-là... Explications voir p. 113.

⌛ La formule express / Voie cutanée

HE Bois de rose 1 ml
HE Carotte 1 ml
HE Arbre à thé 2 ml
Alcool qsp 15 ml

En mélange dans un flacon.

Appliquer 1 goutte du mélange sur chaque bouton, matin et soir après la toilette.

Pourquoi cette formule ?

- Bois de rose : antibactérien puissant+++ ; contre l'acné
- Arbre à thé : antibactérien majeur++++, antifongique+++ ; contre l'acné
- Carotte : cicatrisante ; contre l'acné

AGITATION – EXCITATION

Jérémy me fatigue. Il ne s'arrête pas deux secondes. Il est turbulent, même le soir. Pas question de le mettre au lit : il n'arrive pas à s'endormir. Ou il se réveille dans la nuit.

Le réflexe / Voie externe

Mandarine. Mélanger 2 gouttes d'HE à 10 gouttes d'huile végétale et appliquer sur le plexus solaire, la voûte plantaire, la face interne des poignets, le long de la colonne vertébrale.

⌛ La formule express / Voie cutanée

HE Petit grain bigarade 2 ml
HE Mandarine 2 ml
HE Lavandin super 2 ml

➡ HV noisette 4 ml
En mélange dans un flacon de 10 ml.
Appliquer 3 ou 4 gouttes sur le plexus solaire, la voûte plantaire, la face interne des poignets, le long de la colonne vertébrale. Renouveler l'application selon besoin.

Pourquoi cette formule ?

- Petit grain : relaxant, sédatif, calmant ; contre l'agitation
- Mandarine : rééquilibrante nerveuse, relaxante, calmante, sédative+++ ; contre l'agitation+++
- Lavandin : calmant, relaxant ; contre la nervosité, les troubles du sommeil.

Toutes ces huiles essentielles concourent à apaiser l'enfant.

Encore plus d'efficacité

Donner en plus des capsules d'huile d'onagre midi et soir pendant 3 mois. L'onagre renferme des oméga 6 qui régularisent les troubles du comportement chez les enfants hyperactifs.

APHTES

Matthieu a des aphtes. Je ne sais si c'est à cause de son traitement antibiotique, parce qu'il porte tout le temps ses doigts (sales) à la bouche ou parce qu'il mange des fruits sans les laver. Explications voir p. 117.

⌛ La formule express / Voie externe

HE Laurier 1 ml
HE Giroflier 0,5 ml

➡

→ HE Arbre à thé 0,2 ml
HE Myrrhe 0,1 ml
TM Phytolacca / Calendula qsp 15 ml

En mélange dans un flacon.

Appliquer 1 à 2 gouttes sur l'aphte, 4 à 5 fois par jour jusqu'à guérison : 2 à 3 jours le plus souvent.

Pourquoi cette formule ?

- Laurier : antibactérien puissant à large spectre+++ ; contre les aphtes
- Giroflier : antibactérien très puissant à large spectre d'action++++, fongicide+++, immunostimulant+++ ; contre les infections buccales (aphtes+++)
- Arbre à thé : antibactérien majeur à large spectre++++, antifongique+++, immunostimulant+++ ; contre les aphtes, inflammations de la bouche, des gencives, et les pyorrhées++++
- Myrrhe : antivirale++, cicatrisante++, anti-inflammatoire+++ ; contre les aphtes

APPÉTIT (MANQUE D')

Laura ne veut jamais manger. Elle préfère aller jouer. La nourriture et les repas ne l'intéressent absolument pas.

Pourquoi elle ne mange pas ?

Chez l'enfant, le manque d'appétit est fréquent. S'il se prolonge anormalement, hors contexte de fatigue ou de trouble (ORL par exemple), il y a un problème. Soit l'enfant n'est pas en forme, soit ce que vous lui proposez ne l'intéresse pas. Soit c'est un chagrin, normalement ça devrait passer tout seul…

Dans tous les cas, proposez-lui des repas amusants, hauts en couleur, avec des produits frais. Faites-le participer à la cuisine : les enfants adorent mettre la main à la pâte, surtout s'ils peuvent au passage faire quelques bêtises, et manger leur « création » après. Impliquez-les, et ne leur proposez pas tous les jours la même chose.

⌛ La formule express / Voie orale

HE Camomille romaine 1 ml
HE Mandarine 5 ml
HV olive qsp 15 ml

En mélange dans un flacon.

Faire avaler à l'enfant 2 gouttes du mélange dans une cuillère à café de miel, 10 minutes avant les deux principaux repas, pendant 10 jours.

Encore plus d'efficacité

Penser au fenugrec (une plante) en gélules pour les enfants capables de les avaler ou bien ouvrir la gélule, verser le contenu dans une cuillère et le mélanger avec du miel. En cure de 2 mois.

+

Gentiane en EPS extrait glyceriné : 1 cuillère à café dans de l'eau ½ heure avant les deux principaux repas.

Pourquoi cette formule ?
- Camomille : digestive, active le foie++
- Mandarine : tonique digestive++

ASTHME ALLERGIQUE OU NERVEUX

Kevin fait des crises d'asthme, la nuit en particulier. Il n'est pas vraiment asthmatique mais il est très allergique et sensible. Avec les pics de pollution ça s'aggrave. Explications voir p. 213.

PRÉVENTION

 La formule du pharmacien / Voie rectale

Suppositoires bébé

HE *Petasites officinalis* (pétasite) 10 mg
HE *Pinus ponderosa* (pin de Patagonie) 10 mg
HE *Artemisia dracunculus* (estragon) 10 mg
HE *Chamaemellum nobile* (camomille) 15 mg
Pour 1 suppositoire de 1 g

Administrer 1 suppositoire le soir pendant 3 jours.

Suppositoires enfant

HE *Petasites officinalis* (pétasite) 15 mg
HE *Pinus ponderosa* (pin de Patagonie) 15 mg
HE *Artemisia dracunculus* (estragon) 15 mg
HE *Chamaemellum nobile* (camomille) 20 mg
Pour 1 suppositoire de 1 g

Administrer 1 suppositoire le soir pendant 3 jours.

Pourquoi ces formules ?

- Pin : antispasmodique superbe++++ ; contre l'asthme et les bronchites asthmatiformes (qui ressemblent à de l'asthme) +++, l'asthme allergique et nerveux
- Pétasite : antispasmodique exceptionnel ; contre les crises d'asthme de toute origine+++++, les bronchites asthmatiformes +++, l'asthme allergique

- Camomille : calmante du système nerveux++++, antiallergique+++ ; contre l'asthme nerveux+++ et allergique
- Estragon : antispasmodique puissant++++, antiallergique++ ; contre l'asthme allergique+++

BLEUS – COUPS

Dylan se cogne sans arrêt : il commence juste à marcher ! Explications voir p. 66.

Le réflexe / Voie externe

Hélichryse. En application pure sur le bleu. Ceci n'est possible que ponctuellement et sur de petites surfaces !

⌛ La formule express / Voie externe

HE Hélichryse italienne 4 ml
HV Arnica 6 ml
En mélange dans un flacon.
1 application 5 fois par jour pendant 3 à 5 jours. Cette formule convient aussi bien aux petites surfaces qu'à des régions un peu plus larges.

Pourquoi cette formule ?
- Hélichryse italienne : antihématome++++ ; contre hématomes récents et anciens+++++, externes et internes+++++

BRONCHIOLITE VIRALE DU BÉBÉ
(À PARTIR D'1 AN)

Mon bébé a eu l'an dernier des séances de kiné respiratoire pour sa bronchiolite. J'ai peur que ça recommence cette année. J'aimerais que vous me donniez quelque chose d'efficace, que je garde sous la main au cas où ça recommence. Je ne voudrais pas qu'il prenne déjà des antibiotiques !

C'est quoi la bronchiolite ?

Une inflammation des bronchioles, c'est-à-dire de l'extrémité des bronches. Elle touche surtout les enfants de moins de 2 ans. Cette pathologie, bien plus spectaculaire que grave, survient généralement après une rhinopharyngite. Le traitement repose sur la kinésithérapie respiratoire afin de vider les bronches. Elle guérit en quelques jours. La bronchiolite est due à un virus qui se transmet facilement par les voies aériennes pour s'introduire dans les bronches de ces chers petits. Inutile de courir à l'hôpital : c'est dans les endroits collectifs que l'on risque le plus d'attraper ou de transmettre une bronchiolite. Sauf si l'enfant est âgé de moins de 3 mois : dans ce cas, c'est à l'hôpital, en urgence.

Le réflexe / Voie externe

Inule. 2 gouttes mélangées à 10 gouttes d'huile végétale : appliquer directement sur le thorax.

 La formule du pharmacien / Voie rectale

HE *Inula graveolens* (inule odorante) 5 mg
HE *Ammi visnaga* (khella) 5 mg ➡

HE *Cinnamomum camphora cineoliferum* (ravintsara) 10 mg
HE *Hyssopus officinalis decumbens* (hysope couchée) 5 mg
HE *Lavandula latifolia* (lavande aspic à cinéole) 5 mg
Excipient qsp 1 suppo de 1 g n° 6

Administrer 3 suppositoires le 1ᵉʳ jour, 2 le 2ᵉ, 1 le 3ᵉ.

⧖ La formule express / En friction

HE Hysope couchée 4 ml
HE Inule odorante 0,5 ml
HE Bois de rose 2 ml
HV Macadamia qsp 30 ml

En mélange dans un flacon.

Appliquer 8 gouttes sur le thorax toutes les heures pendant 24 heures puis 3 fois par jour pendant 3 jours, avant les séances de kiné respiratoire.

Pourquoi ces formules ?

- Inule : aide à évacuer les substances gênant les muqueuses, expectorante puissante+++++, antitussive++ ; contre bronchiolite du nourrisson
- Khella : spasmolytique très puissant, bronchodilatateur
- Ravintsara : antiviral exceptionnel, expectorant+++, anti-infectieux
- Hysope : expectorante+++, bactéricide, viricide++++, anti-inflammatoire, anti-infectieuse
- Lavande aspic : expectorante+++, viricide+++
- Bois de rose : antibactérien puissant+++, antiviral, stimulant immunitaire++ ; contre les infections bronchopulmonaires+++

BRONCHITE (AIGUË OU CHRONIQUE)

Laura m'a fait une belle bronchite l'an dernier, et j'aimerais éviter le traitement antibiotique si ça recommence cette année. Explications voir p. 220.

Le réflexe / Voie externe

Ravintsara. Mélanger 2 gouttes à 10 gouttes d'huile végétale et masser les zones mentionnées.

La formule express / En friction

HE Eucalyptus radié 5 ml
HE Ravintsara 3 ml
HE Myrte vert à cinéole 3 ml
HE Palmarosa 3 ml
HE Bois de rose 3 ml
HV Macadamia qsp 30 ml

En mélange dans un flacon.

Appliquer 5 gouttes sur le thorax et le haut du dos, en massage 3 fois par jour.

Associer :

La formule du pharmacien / Voie rectale

Suppositoires bébé

HE *Cinnamomum camphora cineoliferum* (ravintsara) 10 mg
HE *Thymus vulgaris linaloliferum* (thym à linalol) 15 mg
HE *Eucalyptus radiata* (eucalyptus radié) 15 mg
HE *Inula graveolens* (inule odorante) 5 mg
Excipient qsp 1 suppo de 1 g

Administrer 3 suppositoires par jour pendant 2 jours, puis 2 par jour pendant 3 jours, puis 1 par jour pendant 5 jours.

Suppositoires enfant

HE *Cinnamomum camphora cineoliferum* (ravintsara) 20 mg
HE *Thymus vulgaris linaloliferum* (thym à linalol) 25 mg
HE *Eucalyptus radiata* (eucalyptus radié) 25 mg
HE *Inula graveolens* (inule odorante) 5 mg
Excipient qsp 1 suppo de 1 g

Administrer 3 suppositoires par jour pendant 2 jours, puis 2 par jour pendant 3 jours puis 1 par jour pendant 5 jours.

Pourquoi ces formules ?

- Eucalyptus : antiviral, antibactérien, expectorant++++ ; contre le pneumocoque+++, la bronchite+++, la bronchite asthmatiforme
- Ravintsara : antiviral exceptionnel++++, expectorant+++, anti-infectieux ; efficace contre les bronchites et la coqueluche
- Myrte : expectorante++++
- Palmarosa : antibactérien majeur à large spectre d'action+++, antiviral+++ ; contre la bronchite++
- Bois de rose : antibactérien puissant+++, antiviral et stimulant immunitaire++ ; contre les infections bronchopulmonaires
- Thym : antibactérien, viricide, fongicide, vermifuge (certaines toux d'irritation peuvent être dues à une infestation par les vers)
- Inule : antitussive++, mucolytique et expectorante très puissant+++++

BRÛLURES

Mon mari vient d'acheter un barbecue. J'ai peur des accidents. Et de toute façon, je voudrais avoir à la maison une formule à tout faire pour les brûlures, y compris les coups de soleil. Explications voir p. 119.

Le réflexe / Voie externe

Lavande aspic. Application locale pure.

⌛ La formule express / Voie externe

HE Bois de rose 1 ml
HE Lavande aspic 2 ml
HV Calophylle 3 ml
HV Millepertuis 4 ml

En mélange dans un flacon.

Appliquer quelques gouttes localement 3 fois par jour jusqu'à cicatrisation complète.

Pourquoi cette formule ?
- Bois de rose : antibactérien puissant+++ ; contre les plaies infectées, les brûlures
- Lavande aspic : cicatrisante, antalgique+++ ; contre les brûlures sévères+++, les coups de soleil

CAUCHEMARS – ANGOISSES

C'est toutes les nuits le même cirque. Julie rêve à des « horribles » et ses cauchemars l'empêchent de dormir correctement (et nous aussi). Ça l'angoisse toute la journée et le soir elle ne veut plus se coucher.

⌛ La formule express / Voie cutanée

HE Pin de Patagonie 4 ml
HE Camomille romaine 2 ml
HV Noisette 4 ml
En mélange dans un flacon.
Appliquer 3 à 4 gouttes sur le plexus solaire, la voûte plantaire, la face interne des poignets, le long de la colonne vertébrale. Le massage doit être un peu prolongé.

Pourquoi cette formule ?
- Pin de Patagonie : antispasmodique superbe++++, rééquilibrant nerveux++++ ; contre les angoisses, les cauchemars
- Camomille : sédative nerveuse très puissante++++ ; contre les chocs nerveux

DIARRHÉES

Romain a eu quelques diarrhées depuis ce matin. Il a peur d'aller à l'école au cas où ça recommence. Il a souvent des diarrhées « de stress ». Explications voir p. 95.

Le réflexe / Voie interne

Origan de Grèce. Faire avaler à l'enfant 1 goutte dans une cuillère à café de miel 4 fois par jour pendant 2 jours.

⚕ La formule du pharmacien / Voie orale

HE *Origanum heracleoticum* (origan de Grèce) 35 mg
HE *Daucus carota* (carotte) 10 mg
HE *Satureja montana* (sarriette) 10 mg
Pour 1 gélule n° 30

Administrer à l'enfant 1 gélule 4 fois par jour pendant 5 à 7 jours après les repas.

Faire préparer des gélules de petite taille, faciles à avaler. Si malgré tout l'enfant ne veut/peut pas les ingérer, les ouvrir et verser le contenu dans une cuillère à café de miel.

Pourquoi cette formule ?

- Origan de Grèce : antibactérien majeur à large spectre++++, antifongique+++, antiparasitaire puissant++++, antiviral et immunostimulant+++, antimycobactérien+++ ; contre les infections bactériennes, virales et parasitaires du tube digestif
- Carotte : détoxicante, drainante et dépurative, régénératrice hépatocellulaire+++ ; contre les diarrhées infectieuses
- Sarriette : anti-infectieuse intestinale majeure, antivirale, antibactérienne, antiparasitaire

Encore plus d'efficacité

Rechargez la flore intestinale de votre enfant grâce à une cure de probiotiques spécialement adaptés à l'enfant. Demandez conseil à votre pharmacien.

ECZÉMA

Thomas a des plaques d'eczéma depuis toujours. Ça le démange, et ce n'est pas très esthétique... Explications voir p. 127.

⧖ La formule express / Voie cutanée

HE Géranium 2 ml
HE Lavande aspic 2 ml
HE Bois de rose 2 ml
HE Myrrhe 0,5 ml
HE Tanaisie 0,5 ml
HV Germe de blé HV bourrache aa qsp 50 ml

En mélange dans un flacon.

Appliquer quelques gouttes 3 fois par jour pendant 3 semaines.

Pourquoi cette formule ?

- Géranium : anti-inflammatoire++, tonique astringent cutané++ ; contre l'eczéma, l'impétigo, les croûtes de lait
- Lavande aspic : antibactérienne++, cicatrisante+++ ; contre l'eczéma sec
- Bois de rose : antibactérien+++, antifongique+++ ; contre l'eczéma sec, les croûtes de lait
- Myrrhe : vulnéraire, cicatrisante++, anti-inflammatoire++ ; contre l'eczéma sec, le psoriasis
- Tanaisie : antiprurigineuse+++, anti-inflammatoire exceptionnelle ; contre l'eczéma sec, la dermatite (inflammation de la peau) irritative et allergique+++, le psoriasis

Encore plus d'efficacité

L'huile de bourrache, riche en « bons » oméga 6 en application sur les plaques ET à avaler (dans la vinaigrette de la salade par exemple) est indispensable. Associer avec de l'huile de poisson (oméga 3), à ajouter au plat de poisson du dîner.

À faire

La peau de l'enfant atopique (sujet à l'eczéma) est fragile, et risque plus qu'une autre d'être infectée par un microbe si l'hygiène n'est pas irréprochable.

- ✓ Appliquer de la crème hydratante sur la peau autant de fois que nécessaire dans la journée.
- ✓ Couper les ongles court pour éviter que l'enfant ne se blesse en se grattant.
- ✓ Préférer le bain tiède à la douche. Le jet de la douche, de même que la chaleur excessive (plus de 37 °C) risquent d'abîmer ou d'irriter la peau de l'enfant.
- ✓ Employer des produits adaptés : pain de toilette surgras sans savon, huile végétale dans l'eau du bain, hydratation cutanée avec un lait ou une crème spécifique, etc.
- ✓ Appliquer une crème type cold-cream sur le visage.
- ✓ Traiter régulièrement la moquette, la literie et les peluches contre les acariens. Le but est d'éviter de provoquer les réactions allergiques, à l'origine de poussées d'eczéma.

À ne pas faire

- Savonner vigoureusement, utiliser un gant de toilette rêche, mal rincer.
- Frotter l'enfant en le séchant : mieux vaut tamponner doucement son corps avec une serviette douce.
- L'habiller avec des matières synthétiques. Utilisez exclusivement des vêtements en coton, sinon démangeaisons garanties.
- Couvrir l'enfant en excès. La peau doit « respirer ». Éviter à tout prix les macérations qui dessèchent et favorisent les infections dermatologiques.
- Utiliser des produits d'entretien à l'ammoniac, des lessives agressives, des assouplissants.
- Mal rincer le linge. Surchauffer la chambre : la température ne doit pas être trop élevée, et surtout l'air ne doit pas être sec. Ajouter au besoin un humidificateur dans sa pièce.

ÉNURÉSIE (« PIPI AU LIT »)

Alexandre vient d'avoir un petit frère. Il recommence à faire pipi au lit. Ça le réveille, nous aussi, il faut changer ses draps deux fois chaque nuit… J'aimerais que ça cesse.

Ça va durer longtemps ?

L'énurésie, ou « pipi au lit », concerne les enfants de 5 ans et plus qui « s'oublient » régulièrement. Entre les partisans du facteur « psy » (« l'enfant cherche à attirer l'attention ») et ceux qui rétorquent que, au contraire, c'est 100 % organique (« sa vessie est immature »), les parents n'ont plus qu'à continuer de changer les draps au milieu de la nuit. Laissons de côté les querelles de chapelle, et aidons les 400 000 enfants (5 à 10 ans) qui en souffrent, les 100 000 ados (10 à 20 ans !) qui n'osent même plus s'en plaindre, et… les 4 000 adultes de plus de 18 ans qui ne maîtrisent toujours pas leur vessie la nuit !

Le réflexe / Voie externe

Cyprès. 2 gouttes à mélanger à 10 gouttes d'huile végétale et à appliquer sur les zones citées.

⌛ La formule express / Voie cutanée

HE Cyprès 5 ml
HE Marjolaine 2 ml
HE Myrrhe 1 ml
HV Noisette 7 ml

En mélange dans un flacon.

Appliquer 3 à 4 gouttes sur le plexus solaire, la voûte plantaire, la face interne des poignets et le long de la colonne vertébrale avant le coucher.

Pourquoi cette formule ?
- Cyprès : contre la congestion du petit bassin+++, l'énurésie infantile+++
- Marjolaine : calmante, sédative+++ ; contre les dystonies neurovégétatives de tout type+++, l'énurésie
- Myrrhe : rééquilibrante psychique+++ ; contre la tristesse, la panique, l'angoisse profonde+++, l'énurésie, l'autisme

FIÈVRE

Leila a de la fièvre depuis 2 jours. Elle ne présente pas d'autres symptômes.

La formule du pharmacien / Voie rectale

Suppositoires bébé

HE *Cinnamomum camphora cineoliferum* (ravintsara) 20 mg
HE *Cinnamosma fragrans* (saro) 15 mg
HE *Eucalyptus radiata* (eucalyptus radié) 10 mg
HE *Melaleuca alternifolia* (arbre à thé) 10 mg
Excipient qsp 1 suppo de 1 g

Administrer 3 suppositoires par jour pendant 3 jours.

Suppositoires enfant

HE *Cinnamomum camphora cineoliferum* (ravintsara) 30 mg
HE *Cinnamosma fragrans* (saro) 20 mg
HE *Eucalyptus radiata* (eucalyptus radié) 20 mg
HE *Melaleuca alternifolia* (arbre à thé) 10 mg
Excipient qsp 1 suppo de 2 g

Administrer 3 suppositoires par jour pendant 3 jours.

Pourquoi ces formules ?

Ces 4 huiles essentielles sont antibactériennes, antivirales, antifièvre

IMPÉTIGO

Philippe a des plaques qui le démangent autour de la bouche, regardez c'est tout sec. Ça le gêne, c'est un peu blanc crème et rouge autour.

C'est quoi ?

Cette maladie de peau spécifique des enfants de moins de 10 ans est caractéristique : des croûtes jaunes s'installent autour du nez et de la bouche. Ne grattez pas et empêchez votre enfant de le faire, sous peine de voir de vilaines cicatrices les remplacer, et surtout pour éviter d'étendre le problème, dû au staphylocoque doré. Les huiles essentielles n'en font qu'une bouchée…

Le réflexe / Voie externe

Géranium. 2 gouttes à mélanger à 10 gouttes d'huile végétale et à appliquer sur les zones citées.

⌛ La formule express / Voie cutanée

HE Arbre à thé 0,5 ml
HE Géranium 0,4 ml
HE Giroflier 0,1 ml
HV Argan qsp 10 ml

En mélange dans un flacon.

Appliquer quelques gouttes localement 3 fois par jour pendant 3 semaines.

Pourquoi cette formule ?

- Arbre à thé : antibactérien à large spectre+++, antifongique+++, antiviral+++ ; contre les affections cutanées diverses, l'impétigo
- Géranium : antibactérien+++, antifongique +++ ; contre les affections cutanées diverses, l'impétigo+++
- Giroflier : antibactérien++++, antiviral+++, fongicide+++ ; contre les mycoses cutanées, les parasitoses cutanées, l'impétigo

À faire

✓ Laver le linge de l'enfant à part, et si possible ne s'en servir qu'une fois. Cette affection est très contagieuse.

MOUSTIQUES (RÉPULSIF)

On part en vacances. Il paraît que cette année c'est infesté de moustiques. J'aimerais emporter un produit préventif qui fonctionne sur tous les membres de la famille, y compris mes jeunes enfants. Explications voir p. 255.

⌛ La formule express / Voie cutanée

HE Citronnelle de Ceylan 0,5 ml
HE Géranium 0,5 ml
HE Eucalyptus citronné 0,5 ml
HE Giroflier 0,2 ml
HV Noisette 5 ml

En mélange dans un flacon.
Appliquer 2 ou 3 gouttes sur les membres exposés, plusieurs fois par jour.

Pourquoi cette formule ?
Toutes ces huiles essentielles sont répulsives.

NAUSÉES (VOMISSEMENTS – MAL DES TRANSPORTS)

On doit faire un long trajet en voiture et je crains que mon petit dernier ne le supporte pas bien. Explications voir p. 104.

Le réflexe / Voie interne

Estragon. 1 goutte sur un petit sucre à renouveler si nécessaire.

⌛ La formule express / Voie orale

HE Estragon 0,5 ml
HE Camomille 1 ml
HE Mandarine zeste 3,5 ml
En mélange dans un flacon de 5 ml.

Faire avaler 1 goutte dans une cuillère à café de miel avant de partir, + 1 goutte sur un sucre au cours du voyage si le trajet est très long. 3 prises en tout dans la journée, au maximum.

Pourquoi cette formule ?

- Estragon : antispasmodique puissant++++ ; contre les spasmes digestifs++++
- Camomille : calmante du système nerveux++++, cholagogue++, carminative ; contre les nausées, les vomissements
- Mandarine : rééquilibrante nerveuse+++, calmante, tonique digestive++ ; contre le mal des transports

OTITE AIGUË

Gaël a mal à l'oreille. Il pleure, je crois qu'il a attrapé une otite à la piscine. Explications voir p. 218.

La formule du pharmacien / Voie rectale

Suppositoires bébé

HE *Eucalyptus radiata* (eucalyptus radié) 20 mg ➡

⇢ HE *Melaleuca quinquenervia* (niaouli) 15 mg
HE *Helichrysum italicum* (hélichryse italienne) 5 mg
HE *Tanacetum annum* (tanaisie) 5 mg
Pour 1 suppositoire de 1 g

Administrer 3 suppositoires par jour pendant 2 jours puis 2 par jour pendant 3 jours.

Suppositoires enfant

HE *Eucalyptus radiata* (eucalyptus radié) 30 mg
HE *Melaleuca quinquenervia* (niaouli) 20 mg
HE *Helichrysum italicum* (hélichryse) 10 mg
HE *Tanacetum annum* (tanaisie) 10 mg
Pour 1 suppositoire de 1 g

Administrer 3 suppositoires par jour pendant 2 jours puis 2 suppos par jour pendant 3 jours.

⌛ La formule express / Voie externe

HE Eucalyptus radié 1 ml
HE Niaouli 1 ml
HE Hélichryse 0,5 ml

Appliquer 2 gouttes du mélange en massage autour de l'oreille 3 à 4 fois par jour.

Pourquoi ces formules ?

- Eucalyptus radié : antibactérien+++, antiviral et immunostimulant++++ ; contre les épidémies virales++++, les otites, les otalgies+++, les oreillons
- Niaouli : antibactérien majeur++++, antiviral+++, immunomodulant+++ ; contre l'otite aiguë, les oreillons
- Hélichryse : anti-inflammatoire+++, cicatrisante++ ; contre l'otite séreuse+++, l'otite aiguë

♦ Tanaisie : anti-inflammatoire exceptionnelle++++ ; contre l'otite aiguë

> ## Attention !
>
> Prévenir et soigner une otite, cela passe aussi par le nez. Pensez à moucher souvent l'enfant. Nettoyez ses fosses nasales avec du sérum physiologique ou du Stérimar.
>
> Lorsqu'on respire un air trop sec, les muqueuses ne jouent plus leur rôle de filtre. Installez un humidificateur ou, au moins, un bol d'eau sur votre chauffage.

POUSSÉE DENTAIRE

Il fait ses dents. Il bave beaucoup, il pleure la nuit.

> ## Le réflexe / Voie externe
>
> Camomille. 1 goutte en massage digital de la gencive, ou massage externe de la joue au niveau du bourgeon dentaire douloureux.

⌛ La formule express / Massage

HE Giroflier 0,3 ml
HE Camomille 0,3 ml
HE Lavande aspic 0,3 ml
HV Millepertuis 3 ml
HV Noisette qsp 30 ml
En mélange dans un flacon.

Appliquer 2 à 3 gouttes du mélange en massage, doigt impeccable sur la gencive, ou massage externe de la joue au niveau du bourgeon dentaire douloureux.

Pourquoi cette formule ?
- Giroflier : anesthésiant, cautérisant pulpaire++++, antispasmodique++ ; contre les infections buccales
- Camomille : anesthésiante++++, antiphlogistique+++, analgésique+++, anti-inflammatoire+++ ; efficace lors des poussées dentaires+++
- Lavande aspic : antalgique, analgésique+++

À faire

✓ Prendre des granules homéopathiques de *Chamomilla* en 9 CH surtout au coucher.

POUX

Ils ont tous attrapé des poux cette année. J'aimerais bien que les miens passent au travers.

⚕ La formule du pharmacien / Voie cutanée

Formule réservée à l'enfant – à éviter chez le bébé

| HE *Mentha pulegium* (menthe pouliot) 1 ml
| HE *Lavandula angustifolia* (lavande vraie) 6 ml
| HE *Lavandula burnatii* (lavandin super) 8 ml
| Alcool qsp 30 ml

En mélange dans un flacon.

Appliquer quelques gouttes sur les tempes et la nuque, le matin en prévention, et 2 ou 3 fois de suite après le shampooing en traitement. Renouveler 2 ou 3 jours de suite.

Pourquoi cette formule ?
- Menthe pouliot : antiparasitaire puissante+++ ; contre parasitoses cutanées et ectoparasites+++, pédiculose
- Lavandes : calmantes, répulsives, sédatives ; antidémangeaisons ++

RHINOPHARYNGITE ET ANGINE

Emma a le nez qui coule, un peu de fièvre, mal à la gorge. Explications voir p. 220 et 209.

 La formule du pharmacien / Voie rectale

Suppositoires bébé

HE *Cymbopogon martini* (palmarosa) 15 mg
HE *Melaleuca alternifolia* (arbre à thé) 20 mg
HE *Thymus vulgaris thujanoliferum* (thym à thujanol) 15 mg
Pour 1 suppositoire de 1 g
Administrer 2 suppositoires par jour pendant 3 jours.

Suppositoires enfant

HE *Cymbopogon martini* (palmarosa) 20 mg
HE *Melaleuca alternifolia* (arbre à thé) 25 mg
HE *Thymus vulgaris thujanoliferum* (thym à thujanol) 20 mg
Pour 1 suppositoire de 1 g
Administrer 2 suppositoires par jour pendant 3 jours.

Pourquoi ces formules ?
- Arbre à thé : antibactérien majeur++++, antiviral, immunostimulant+++ ; contre les infections ORL (= respiratoires)

290 / *Les huiles essentielles, ça marche !*

- Thym : antibactérien remarquable++++, antiviral puissant+++, immunostimulant+++ ; contre les infections ORL
- Palmarosa : antibactérien puissant à large spectre+++, antiviral et stimulant immunitaire+++ ; contre les infections ORL

TOUX COQUELUCHEUSE – COQUELUCHE

Marine tousse. Ce sont des quintes de toux qui font penser au chant du coq. Je ne suis pas sûr qu'elle ait de la fièvre, ça n'a pas l'air de la gêner dans ses jeux, mais ça nous fait mal pour elle de l'entendre tousser sans arrêt.

Pourquoi cette toux est-elle particulière ?

Parce qu'elle touche surtout les bébés de moins de 6 mois, que les spasmes qu'elle provoque sont douloureux, que les quintes de toux sont un peu angoissantes. Parfois le bébé présente des arrêts respiratoires et des ralentissements cardiaques. La responsable est une bactérie nommée *Bordetella pertussis*, qui vient se loger dans les cils vibratiles des bronches. Attention : il est nécessaire de consulter car les symptômes ne sont pas toujours évidents. Il est indispensable de surveiller constamment l'enfant (jour et nuit).

 La formule du pharmacien / Voie rectale

Suppositoires bébé

HE *Artemisia dracunculus* (estragon) 5 mg
HE *Melaleuca quinquenervia* (niaouli) 20 mg
HE *Cupressus sempervirens* (cyprès) 10 mg ➡

→ HE *Cananga odorata* (ylang-ylang) 10 mg
Pour 1 suppositoire de 1 g
Administrer 2 suppositoires par jour pendant 5 à 7 jours.

Suppositoires enfant

HE *Artemisia dracunculus* (estragon) 10 mg
HE *Melaleuca quinquenervia* (niaouli) 30 mg
HE *Cupressus sempervirens* (cyprès) 15 mg
HE *Cananga odorata* (ylang-ylang) 15 mg
Pour 1 suppositoire de 1 g
Administrer 2 suppositoires par jour pendant 5 à 7 jours.

Pourquoi ces formules ?

- Estragon : antispasmodique puissant++++ ; contre les toux spastiques+++ allergiques ou non, les toux coquelucheuses, la coqueluche
- Niaouli : antibactérien puissant++++, antiviral+++ ; contre les affections bronchiques+++
- Cyprès : l'huile essentielle de la toux quinteuse par excellence
- Ylang-ylang : antispasmodique++, sédatif+++ ; contre les toux coquelucheuses, la coqueluche

TOUX GRASSE

Émilie tousse souvent dans la journée. Elle a des glaires mais elle ne sait pas encore cracher. Explications voir p. 228.

La formule du pharmacien / Voie rectale

Suppositoires bébé

HE *Inula graveolens* (inule odorante) 5 mg
HE *Melaleuca quinquenervia* (niaouli) 10 mg
HE *Myrtus communis cineoliferum* (myrte) 20 mg
HE *Cinnamomum camphora cineoliferum* (ravintsara) 20 mg
Pour 1 suppositoire de 1 g

Administrer 2 suppositoires par jour pendant 3 à 4 jours.

Suppositoires enfant

HE *Inula graveolens* (inule odorante) 5 mg
HE *Melaleuca quinquenervia* (niaouli) 10 mg
HE *Myrtus communis cineoliferum* (myrte à cinéole) 30 mg
HE *Cinnamomum camphora cineoliferum* (ravintsara) 30 mg
Pour 1 suppositoire de 1 g

Administrer 2 suppositoires par jour pendant 3 à 4 jours.

Pourquoi ces formules ?

- Niaouli : antibactérien puissant++++, antiviral+++ ; contre les affections bronchiques+++
- Inule : mucolytique et expectorante très puissante+++++, antitussive++ ; contre la toux productive grasse+++
- Myrte : anticatarrhal superbe, expectorant++++ ; contre la toux grasse
- Ravintsara : anticatarrhal, expectorant+++ ; contre la toux grasse

VERS

Paul a tendance à tousser un peu nerveusement. Il se gratte le derrière le soir. J'ai regardé ses selles et j'y ai vu des petits filaments blancs. Je pense qu'il a des vers.

> ### Attention !
> Le traitement est simple et efficace, mais doit être entrepris par l'ensemble du foyer.

Des vers ?

Si votre enfant est grognon, fatigué, que son appétit subit des fluctuations, qu'il se plaint de maux de ventre, les vers peuvent être coupables. La parasitose intestinale est très répandue, même chez les adultes. Mais les enfants sont les champions, entre autres parce que ce ne sont pas des fanatiques du lavage de mains. Les parasites les plus fréquemment rencontrés sont les oxyures, les ascaris ou le ténia. La meilleure façon de les éviter est d'avoir une bonne hygiène et d'éviter de manger de la viande (surtout porc et bœuf) crue. Mais si la cuisinière de la cantine a oublié de se laver les mains après être passée aux toilettes, ou si le steak appartenait à un animal infesté, le risque « d'attraper des vers » est élevé. Il est très courant d'être porteur sans le savoir ! Pour confirmer vos soupçons, observez les selles de l'enfant : si elles contiennent des petits vers, c'est bien une parasitose.

⚕ La formule du pharmacien / Voie rectale

HE *Chamaemellum nobile* (camomille) 20 mg
HE *Melaleuca alternifolia* (arbre à thé) 30 mg ➡

➡ HE *Eugenia caryophyllus* (giroflier) 10 mg
Pour 1 suppositoire de 1 g

Administrer 1 suppositoire matin et soir pendant 3 jours, à renouveler à la prochaine lune pleine ou noire.

30 millions d'amis ?

Les animaux domestiques sont de véritables réservoirs à microbes, qu'ils peuvent très bien nous transmettre. Parfois, des familles entières se grattent des mois durant, ou souffrent de maux de ventre, ou encore de troubles bien plus embêtants, sans trouver de solution. Heureusement que Médor est là pour faire des câlins, et on se sent tout de suite mieux. Sauf que c'est peut-être justement Médor le problème, ou Mistigri, ou même les pigeons ramiers qui habitent juste au-dessus de chez vous. Le message à retenir est le suivant : si vous ou vos enfants souffrez d'affections récurrentes malgré traitement sur traitement (sans succès), et que vous possédez des animaux à la maison ou que vous vivez près d'animaux (campagne, ferme, etc.), pensez aux huiles essentielles antiparasitaires.

INDEX DES PATHOLOGIES

A

Abcès (coupure) 264
Acné 113, 264
Acouphènes 65
Aérophagie 87
Affections respiratoires 207
Agitation 265
Allaitement 151
Allergie cutanée 115
Amygdalite 231
Angine 209, 289
Angoisses 275
Aphonie 231
Aphtes 117, 266
Appétit (manque d') 267
Arthrite 51
Arthrose 52
Asthme 211
Asthme allergique 213, 269

B

Ballonnements 87
Bleus 66, 270
Bronchiolite virale du bébé 271
Bronchite 220, 273
Brûlures 119, 275

C

Calculs biliaires 90
Cauchemars 275
Cellulite 155
Cholestérol (excès) 183
Colite (infectieuse, virale) 91
Colite (spasmodique, inflammatoire) 93
Coqueluche 290
Cors, verrues planes ou bourgeonnantes 120
Coup de soleil 251
Couperose 68
Coups 270
Crampe musculaire 56
Crevasses 122
Cystite 158

D

Démangeaisons 123
Démangeaisons vaginales 160
Dents, abcès dentaire 124

Dépression 235
Déprime 235
Diabète et prédiabète 190
Diarrhées 95, 276
Digestion lente 97

E

Eczéma 127, 278
Élongation musculaire 56
Enrouement 231
Entorse 58
Énurésie (« pipi au lit ») 280
Épuisement (impression d') 238
Épuisement (physique et psychique, manque de dynamisme, fatigue après infection) 203
Escarres 69
Estomac (acidité gastrique – douleurs) 99
Excitation 265

F

Fatigue sexuelle 204
Fièvre 282
Flatulences 87
Foie (détoxication hépatique, insuffisance hépatique) 101
Fracture 56
Furoncles 129

G

Gale 141
Gingivite 131
Goutte 59
Grippe 215
Grossesse 165

H

Hémorroïdes 72
Herpès 133
Hoquet 103

I

Immunité faible 205
Impétigo 282
Insomnie 240

J

Jambes lourdes 74

L

Laryngite 220
Libido 168
Lumbago 61

M

Mal des transports 254, 284
Manque de confiance en soi 248
Mauvaise circulation aux extrémités 77
Mauvaise haleine 136
Maux de tête 79
Ménopause 170
Migraine 79
Morpions 141
Moustiques (répulsif) 284
Mycoses cutanées 138
Mycoses unguéales 139

N

Nausées 104, 284

O

Œdème 82
Otite 218, 285

P

Panaris 140
Parasites cutanés 141
Parasitoses intestinales 106
Pharyngite 231
Phlébite 84
Piqûres de moustique et autres insectes 255
Piqûres méduse, scorpion… 257
Plaies 143
Pollinose / allergie au pollen 222
Poussée dentaire 287
Poux 288
Préparation à une intervention chirurgicale 243
Prévention des maladies tropicales 259
Prostate (adénome) 177

R

Règles (troubles) 173
Rétention d'eau 82
Rhinite 220
Rhinopharyngite 289
Rhumatisme 52
Rhume 207
Rhume des foins 222

S

Saignement de nez 144
Sinusite 207
Spasmophilie 244
Sport 62
Stress 235, 246
Surpoids 193
Syndrome de raynaud 77

T

Tension (troubles de la) 196
Timidité 248
Toux coquelucheuse 290
Toux grasse 228, 291
Toux sèche 230
Trac 248
Trachéite 230
Transpiration (pieds, mains) 145
Traumatisme tendineux 56
Troubles de l'humeur 249
Troubles de la voix 231
Turista 260

U

Urée (excès) 200

V

Vers 293
Vitalité masculine 179
Vomissements 284

Z

Zona 147

INDEX DES HUILES ESSENTIELLES EMPLOYÉES DANS CE LIVRE

A

Achillée 18
Ail 17, 22, 108, 109, 110, 184, 186, 189, 192, 197, 199
Ajowan 130
Aneth 17
Angélique 17
Anis 17, 30, 88, 171, 174
Arbre à thé 42, 108, 109, 114, 119, 126, 138, 139, 140, 141, 143, 149, 160, 161, 206, 210, 218, 219, 259, 260, 264, 265, 267, 282, 283, 289, 293
Armoise 18

B

Basilic 15, 18, 22, 34, 43, 88, 89, 92, 95, 96, 99, 100, 105, 148, 149, 204, 236
Bergamote 17, 34, 53, 54, 134, 135
Bois de rose 17, 38, 138, 140, 141, 265, 272, 273, 274, 275, 278
Bouleau 17, 111, 225

C

Cade 17
Cajeput 17, 66, 118, 218, 219
Camomille 18, 53, 54, 80, 81, 99, 100, 105, 107, 108, 109, 123, 171, 213, 218, 219, 223, 224, 240, 241, 243, 268, 269, 270, 276, 285, 287, 288, 293
Camomille allemande 18, 123, 219
Camomille romaine 18, 53, 54, 80, 99, 105, 107, 108, 109, 171, 213, 218, 219, 223, 241, 243, 268, 276

Cannelle de Ceylan 27, 160, 205, 215
Cardamome 17
Carvi 17
Cèdre 17, 82, 83, 156, 157
Céleri 17, 102, 199
Ciste 72, 73, 143, 145, 153
Citron 17, 34, 66, 75, 76, 88, 89, 97, 98, 102, 105, 106, 156, 157, 165, 191, 192, 194, 215, 216, 217, 218, 219, 226, 254
Citronnelle 18, 255, 256, 284
Citronnelle de Ceylan 256, 284
Coriandre 17, 18, 99, 100, 206
Cumin 17, 88
Cyprès 17, 72, 73, 75, 76, 84, 85, 146, 147, 156, 157, 178, 222, 225, 230, 281, 290, 291

E

Encens 212, 214
Épinette noire 17, 238
Estragon 18, 34, 35, 93, 94, 103, 104, 105, 111, 213, 223, 224, 244, 245, 260, 269, 270, 285, 290, 291
Eucalyptus citronné 51, 52, 53, 54, 124, 148, 149, 256, 284
Eucalyptus mentholé 201, 232
Eucalyptus radié 208, 215, 216, 221, 226, 273, 274, 282, 285, 286

F

Fenouil 17, 22, 94, 152, 154, 187, 199

G

Galbanum 17
Gaulthérie 17, 54, 56, 57, 58, 59, 60, 61, 62, 64, 80
Genévrier 17, 53, 54, 59, 60, 82, 83, 90
Géranium 18, 72, 73, 82, 83, 130, 132, 138, 152, 153, 156, 157, 191, 192, 223, 224, 240, 241, 256, 278, 283, 284
Gingembre 17, 35, 105, 110, 111, 165, 180, 181, 186, 205
Girofle 15, 17, 25, 26, 27, 35, 126, 140, 141, 142, 180, 181, 204, 210, 259

H

Hélichryse 18, 41, 61, 67, 68, 70, 71, 75, 76, 78, 84, 85, 184, 185, 270, 286
Hysope 18, 31, 212, 214, 227, 230, 231, 272

K

Khella 212, 214, 271, 272

L

Laurier 17, 56, 57, 58, 61, 67, 70, 118, 132, 139, 140, 141, 161, 206, 216, 236, 248, 259, 260, 266, 267
Lavande 9, 14, 18, 22, 24, 28, 31, 34, 35, 40, 44, 64,

Index des huiles essentielles employées... \ **301**

70, 80, 92, 100, 105, 107, 109, 114, 119, 120, 123, 126, 128, 130, 134, 135, 136, 139, 148, 149, 153, 163, 164, 197, 212, 214, 219, 223, 224, 226, 229, 232, 233, 239, 241, 242, 244, 245, 247, 249, 252, 256, 257, 258, 264, 272, 275, 278, 287, 288

Lavande aspic 18, 40, 44, 64, 92, 114, 119, 120, 134, 139, 148, 149, 219, 226, 229, 252, 256, 257, 258, 264, 272, 275, 278, 287, 288

Lavande officinale 18, 24, 40, 105, 119, 128, 244, 247

Lavande stoechade 219

Lavande vraie 40, 44, 80, 100, 107, 109, 114, 123, 136, 148, 149, 153, 197, 223, 232, 241, 249, 288

Lavandin 56, 57, 64, 75, 76, 84, 85, 111, 143, 163, 164, 197, 239, 265, 266, 288

Lemongrass 17, 156, 157

Lentisque pistachier 70

Livèche 17

M

Mandarine 17, 265, 266, 268, 285

Marjolaine 18, 52, 53, 99, 100, 197, 198, 239, 240, 241, 244, 245, 281

Mélisse 12, 17, 80, 81, 241

Menthe 18, 35, 61, 63, 64, 79, 80, 84, 85, 88, 94, 97, 99, 100, 102, 105, 106, 124, 126, 128, 132, 134, 135, 136, 137, 146, 147, 148, 149, 152, 153, 154, 180, 181, 200, 204, 226, 227, 232, 238, 239, 248, 249, 254, 288, 289

Menthe bergamote 94, 152, 153, 180, 181, 249

Menthe des champs 80, 128

Menthe poivrée 61, 63, 80, 84, 88, 99, 102, 105, 124, 126, 132, 134, 136, 137, 146, 147, 148, 149, 152, 153, 154, 200, 204, 226, 232, 238, 248, 254

Menthe pouliot 288, 289

Muscade 17, 35

Myrrhe 17, 264, 267, 278, 281

Myrte 178, 221, 222, 226, 229, 240, 241, 273, 274, 292

N

Nard 17

Néroli 18, 92, 236

Niaouli 17, 43, 72, 73, 90, 116, 130, 134, 135, 148, 149, 212, 213, 223, 229, 286, 290, 291, 292

O

Oignon 17, 172, 186

Orange amère 75, 76, 102

Orange douce 35, 239

Origan compact 210, 219

Origan de Grèce 276, 277

P

Palmarosa 18, 82, 83, 161, 162, 273, 274, 289, 290
Pamplemousse 17, 232, 233
Patchouli 18, 72, 73, 114, 123
Petit grain bigarade 103, 111, 248, 265
Pin de Patagonie 269, 276
Pin larichio 178
Poivre noir 180, 181

R

Romarin à camphre 56, 57, 58, 63, 64, 78, 84, 85
Romarin à cinéole 208, 226
Romarin à verbénone 180, 181, 197, 212, 236, 247, 249
Rose de Damas 18, 169

S

Sapin baumier 208
Saro 206, 215, 216, 282
Sarriette 18, 25, 92, 95, 96, 97, 98, 158, 159, 219, 223, 259, 260, 277
Sauge officinale 146, 147, 156, 171, 174
Sauge sclarée 118, 132, 166, 171, 173, 174, 194, 200, 204, 232

T

Tanaisie 18, 116, 163, 164, 223, 256, 278, 286, 287
Térébenthine 14, 18, 54
Thuya 17, 121
Thym à géraniol 128, 161, 162
Thym à paracymène 54, 63, 64

V

Vanille 11, 35
Verveine 18, 35, 97, 236, 237, 241, 249
Vétiver 17
Violette 20

Y

Ylang-ylang 18, 35, 142, 169, 190, 191, 197, 198, 205, 291

TABLE DES MATIÈRES

Sommaire 7

À propos de l'aromathérapie 9

30 questions pour bien comprendre
et utiliser l'aromathérapie 13

1. L'aromathérapie c'est quoi ? 13
2. Les huiles essentielles, c'est quoi ?
Comment sont-elles extraites des plantes ? 14
3. Pourquoi dit-on que les huiles
essentielles sont très concentrées ? 15
4. Quelle est la différence entre une huile essentielle
et une huile végétale ? 15
5. Toutes les huiles essentielles
se ressemblent-elles ? 16
6. Quelle est la différence entre
l'aromathérapie et la phytothérapie ? 16
7. Peut-on utiliser l'aromathérapie avec d'autres types
de médecine ? 18
8. De quoi est composée une huile essentielle ? 19
9. Les huiles essentielles sont-elles
toujours naturelles ou trouve-t-on des « copies » ? 19
10. Comment être sûr d'acheter
des huiles essentielles naturelles ? 20
11. Comment les utilise-t-on ? 21
12. À quoi servent-elles ? 22
13. Sur quel problème agissent-elles lorsqu'on
les respire ? 23
14. Pourquoi sont-elles actives sur plusieurs
problèmes différents ? 23
15. Peut-on les conserver indéfiniment ? 24

16. Les huiles essentielles sont-elles antibiotiques ? 25
17. Pourquoi les huiles essentielles sont-elles
préférables (en général) aux antibiotiques ? 25
18. Qu'est-ce qu'un aromatogramme ? 27
19. Pourquoi, contrairement aux antibiotiques,
les huiles essentielles ne provoquent-elles pas
de résistance ? 28
20. D'où vient l'aromathérapie ? 29
21. Y a-t-il des pesticides dans
les huiles essentielles ? 29
22. Est-ce qu'elles peuvent être utilisées
pour les animaux ? 30
23. Les huiles essentielles peuvent-elles provoquer
des réactions indésirables ? 30
24. Qu'est-ce qu'un comprimé neutre ? 32
25. Les femmes enceintes peuvent-elles utiliser
les huiles essentielles ? 32
26. Peut-on appliquer les huiles essentielles
directement sur la peau ? 32
27. Peut-on utiliser les huiles essentielles
dans la cuisine ? 34
28. Les dosages peuvent-ils être multipliés ? 35
29. Peut-on utiliser plusieurs formules
en même temps ? 36
30. Comment profiter au maximum de ce livre ? 36

Initiation à l'aromathérapie 39

Ma première trousse d'aromathérapie 39
Mes 12 derniers conseils avant de vous lancer 44

Votre guide des huiles essentielles au quotidien 47

L'appareil locomoteur (muscles, os, articulations) 51

Arthrite 51
Arthrose et rhumatismes 52

Table des matières \ 305

    Crampes musculaires (élongation musculaire,
traumatisme tendineux, fracture) 56

    Entorse 58

    Goutte 59

    Lumbago 61

    Sport 62

La circulation du sang 65

    Acouphènes 65

    Bleus (internes et externes, coups) 66

    Couperose 68

    Escarres 69

    Hémorroïdes 72

    Jambes lourdes 74

    Mauvaise circulation aux extrémités
(syndrome de raynaud) 77

    Migraine et maux de tête 79

    Œdème, rétention d'eau 82

    Phlébite 84

La digestion 87

    Aérophagie (flatulences, ballonnements) 87

    Calculs biliaires 90

    Colite (infectieuse, virale) 91

    Colite (spasmodique, inflammatoire) 93

    Diarrhées 95

    Digestion lente 97

    Estomac (acidité gastrique, douleurs) 99

    Foie (détoxication hépatique, insuffisance
hépatique) 101

    Hoquet 103

    Nausées 104

    Parasitoses intestinales 106

    Vomissements (spasmes digestifs) 110

La peau 113

Acné 113
Allergie cutanée 115
Aphtes 117
Brûlures 119
Cors, verrues planes ou bourgeonnantes 120
Crevasses 122
Démangeaisons 123
Dents, abcès dentaire… 124
Eczéma 127
Furoncles 129
Gingivite 131
Herpès 133
Mauvaise haleine 136
Mycoses cutanées 138
Mycoses unguéales 139
Panaris 140
Parasites cutanés (gale, morpions) 141
Plaies 143
Saignement de nez 144
Transpiration (pieds, mains) 145
Zona 147

Les femmes 151

Allaitement 151
Cellulite 155
Cystite 158
Démangeaisons vaginales 160
Grossesse 165
Libido 168
Ménopause 170
Règles (troubles) 173

Les hommes 177

Prostate (adénome) 177
Vitalité masculine 179

Le métabolisme 183

Cholestérol (excès) 183
Diabète et prédiabète 190
Surpoids 193
Tension (troubles de la) 196
Urée (excès) 200

L'état général 203

Épuisement (physique et psychique,
manque de dynamisme, fatigue après infection) 203
Fatigue sexuelle 204
Immunité faible 205

La respiration 207

Affections respiratoires – rhume, sinusite 207
Angine 209
Asthme 211
Asthme allergique 213
Grippe 215
Otites 218
Rhinite, laryngite, pharyngite, bronchite (infections
bactériennes ou virales des voies respiratoires
supérieures et inférieures) 220
Rhume des foins (pollinose / allergie au pollen) 222
Sinusite 225
Toux grasse 228
Toux sèche (trachéite) 230
Troubles de la voix (aphonie,
Enrouement, pharyngite, amygdalite) 231

308 / *Les huiles essentielles, ça marche !*

Le stress 235

Déprime/dépression 235
Épuisement (impression d') 238
Insomnie 240
Préparation à une intervention chirurgicale 243
Spasmophilie 244
Stress 246
Trac (timidité, peur de parler en public, manque de confiance en soi) 248
Troubles de l'humeur 249

Les voyages, les vacances 251

Coup de soleil 251
Mal des transports 254
Piqûres de moustique et autres insectes 255
Piqûres de méduse, scorpion… 257
Prévention des maladies tropicales 259
Turista 260

Les enfants 263

Abcès (coupure) 264
Acné 264
Agitation – excitation 265
Aphtes 266
Appétit (manque d') 267
Asthme allergique ou nerveux 269
Bleus – coups 270
Bronchiolite virale du bébé (à partir d'1 an) 271
Bronchite (aiguë ou chronique) 273
Brûlures 275
Cauchemars – angoisses 275
Diarrhées 276
Eczéma 278

Énurésie (« pipi au lit ») 280
Fièvre 282
Impétigo 282
Moustiques (répulsif) 284
Nausées (vomissements – mal des transports) 284
Otite aiguë 285
Poussée dentaire 287
Poux 288
Rhinopharyngite et angine 289
Toux coquelucheuse – coqueluche 290
Toux grasse 291
Vers 293

Index des pathologies 295

Index des huiles essentielles employées dans ce livre 299

Contacts

Besoin de renseignements pratiques ? Théoriques ? De précisions ?

N'hésitez pas à nous poser vos questions.

E-mail : livresdfesty@aol.com

Ma Bible des huiles essentielles

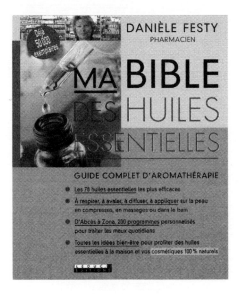

Avec ce livre de référence, découvrez le fabuleux potentiel des huiles essentielles pour votre santé, votre beauté, votre bien-être, pour une maison plus saine et plus agréable, et une cuisine plus digeste et plus parfumée !

ISBN : 978-2-84899-242-6
Prix : 21,90 euros
Pages : 552
Format : 19 × 23 cm

Nous avons tous besoin de probiotiques et prébiotiques

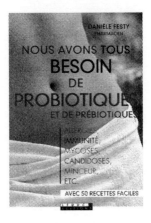

Grâce à la flore intestinale, le corps digère, produit des vitamines, des substances antimicrobes... Un monde incroyable organisé en écosystème parfaitement équilibré. Lorsqu'il se dérègle à cause du stress, d'une mauvaise alimentation, d'un traitement médical, rien ne va plus : infections à répétition, boutons, mycoses vaginales, candidoses, intestin irritable, constipation, fatigue et déprime inexpliquées.

La soluton ? Les probiotiques, des bactéries amies, qui rééquilibrent notre flore pour retrouver santé et bien-être. Et puis, il y a les prébiotiques, ces fibres spéciales et fabuleuses, alliées incontournables des probiotiques. Et de notre silhouette !

ISBN : 978-2-84899-314-0
Prix : 15,90 euros
Pages : 288
Format : 15 × 21 cm

Pour recevoir notre catalogue, merci de bien vouloir photocopier, recopier ou découper ce questionnaire et nous le retourner complété à :

**Éditions Leduc.s
33 rue Linné
75005 Paris**

Vous pouvez aussi répondre au formulaire disponible sur Internet :

www.leduc-s.com

NOM : ....
PRÉNOM : ....
ADRESSE : ....
....
CODE POSTAL : ....
VILLE : ....
PAYS : ....
ADRESSE@MAIL : ....
ÂGE : ....
PROFESSION : ....

Titre de l'ouvrage dans lequel est insérée cette page :
Les huiles essentielles ça marche !

Lieu d'achat : ....

Avez-vous une suggestion à nous faire ?

....
....
....

À ....   LE ....

Conformément à la loi Informatique et Libertés du 6 janvier 1978, vous disposez d'un droit d'accès et de rectification aux données personnelles vous concernant.

Composition : Facompo à Lisieux (14)
Impression réalisée par

La Flèche (Sarthe), le 16-06-2009
53123 – Dépôt légal : juin 2009
Imprimé en France